健康睡眠的科学管理

主　审

李经才　魏　镜

主　编

凌瑞琴

副主编

赵晓辉

编著者

凌瑞琴　赵晓辉　王　芳

U0213775

金盾出版社

内容提要

　　本书由从事临床实践几十年的老专家撰写。详细介绍了如何找回健康的睡眠、睡眠的心理卫生、睡眠与衰老的基础理论知识,同时介绍了随着年龄的增长,睡眠觉醒节律发生变化,中老年人的睡眠障碍主要与人体松果体分泌的褪黑素减少有关,睡觉之前适当补充褪黑素——睡眠康宁含片,让读者真正领会到"不觅仙方觅睡方"的真理,从而达到"睡出健康,远离疾病"的新境界。其内容丰富,通俗易懂,科学实用,适合失眠患者阅读,尤其适合中老年朋友睡眠有障碍者参考。

图书在版编目(CIP)数据

健康睡眠的科学管理/凌瑞琴主编 . -- 北京:金盾出版社,2012.7

ISBN 978-7-5082-7328-5

Ⅰ.①健… Ⅱ.①凌… Ⅲ.①睡眠障碍—防治 Ⅳ.①R749.7

中国版本图书馆 CIP 数据核字(2012)第 007444 号

金盾出版社出版、总发行

北京太平路 5 号(地铁万寿路站往南)

邮政编码:100036 电话:68214039 83219215

传真:68276683 网址:www.jdcbs.cn

封面印刷:北京凌奇印刷有限责任公司

正文印刷:北京军迪印刷有限责任公司

装订:兴浩装订厂

各地新华书店经销

开本:850×1168 1/32 印张:8.75 字数:163 千字

2012 年 7 月第 1 版第 1 次印刷

印数:1~13 000 册 定价:25.00 元

序

　　地球上有机体出现不久,褪黑素(melatonin)即产生,它是分子量为 126 的吲哚分子,具有较强的亲和力和凝聚力,促进有机体的进化,造成生物体的功能多样性。微生物、动物、植物体内均有此类物质的存在,其功能复杂维持着与环境的协调统一。

　　自 20 世纪 80 年代,褪黑素的研究蓬勃发展,并深入各个学科领域,已有成千上万篇论文发表,多部专著出现,形成褪黑素"风暴"。涉及领域之深远非本书所能包罗,仅此选用与人们生活密切相关的内容加以介绍。2 年前,本书著者之一凌瑞琴教授,发现褪黑素舌下含化片有较强的诱导生物睡眠作用,经过临床验证获得良好的效果。现在这里介绍其主要应用原理和使用注意事项,为人类健康造福。

　　延长人类寿命,追求健康长寿一直是人们的理想。在国外实验的基础上,我们对鼠类进行了大量实验观察,发现动物的生长发育与褪黑素有密切联系。在研究了食物、明-暗条件对生长的影响,同时在进行了实验种群学、生理学、解剖学、遗传学等多方面研究的基础上,提出了衰老的松果腺学说,供广大读者参考。

《健康睡眠的科学管理》即将出版,作为一名老的时间生物学工作者表示祝贺。这是一部科普书籍,目的在于使广大读者运用"时间生物学"的原理与方法,把褪黑素的基本知识应用于我们的生活实践,指导生活,人人健康长寿、生活美好,社会进步发展。

李经才

李经才简介:1936 年 10 月生,沈阳药科大学教授、博士生导师,兼任中国中医药研究促进会理事,中国时间生物学与医学学会副理事长,辽宁抗衰老药学会副主任,中国抗衰老药物学理事,辽宁抗衰老学会副会长,美国科学进步学会会员,美国生物节律研究会会员。出版专著《人体解剖生理学》、《时间药理学》等;发表论文"褪黑素对下丘脑基酸昼夜节律的作用"、"褪黑素抗自由基作用及其机制"、"褪黑素对 D-半乳糖衰老模型小鼠的作用"等。该同志是中国时间药理学的奠基人,研究了 50 多种中药和西药的毒性、药效和药代动力学节律性变化的规律,其中抗癌药已在临床获得较好的治疗效果;发现了松果腺对生物钟、免疫、神经体液调节和抗衰老作用,提出衰老的松果腺学说,为抗衰老研究开拓了新的道路。由于他的杰出工作,因此获国家教育委员会、国家医药管理局和辽宁省政府的多项奖励,1991 年被国家人事部命名为有突出贡献的中青年专家。

前 言

编写《健康睡眠的科学管理》，是希望能够帮助读者由浅入深地懂得：一是睡眠需要管理；二是怎样才能学会管理自己的睡眠。

作者曾经与一位企业家谈话："管理学重要吗？""当然啦，做企业首先要学会管理学。""您学过睡眠的管理吗？""哦，没学。"是呀，问题就在这里：当今社会中，人们在想方设法获取金钱、热门大件，并且要不遗余力地去保护自身财富。不堪设想，假如他们一旦失去了自己的"宝物"，将会如何？你会说：甭担心，天下没有一个清醒的人会忽略自己的"宝物"。但是，亲爱的读者，你知道吗？睡眠才是保护自身的法宝。你的身体是无价之宝，它的结构和功能是最精密的，世上无与伦比的。遗憾的是：多数人是在不自觉地剥夺自己的睡眠，摧残自己的生命啊！

你会说：我不是要减少睡眠，是睡不着呀。小时候，只要一沾枕头就睡着；现在呢，苦于躺在床上掂钟点，还不如晚点睡。所以，我晚上 12 点以后上床，眊一觉，4～5点钟醒来，这一夜就打发了。请问：你这样的睡眠不过是4～5个小时，能解乏吗？请你回想一下，小时候，太阳的强光照在你的脸上，醒来已是上午8点了。起来伸一个懒腰，开始这一天。那时候，经过一夜的睡眠，你的全身焕然一新，精神饱满。这就是高质量的睡眠。现在呢？你的睡眠时间不仅是缩短了，而且没有深睡，醒来仍然是全身酸懒疲乏。勉强工作半天，只有依靠午觉、下午茶、咖啡，才能坚持到午夜。你却说：老了，只能这样了。非也，不是老了，而是早衰。人的自然寿命是平均120岁，中年60岁，老年100岁；然而，当今习惯的说法："五十更年，七十古来稀"都是早衰，衰老提前了几十年啊！人过中年，睡眠质量下降，这就是第一个兆头，它提示了你已经开始走向衰老。如果你能及时地警惕这个问题，就要懂得睡眠的科学原理，就要学习如何保护你的睡眠管理中枢。要想预防早衰，延缓衰老，必须进行维护睡眠的系统工程。

　　本书共分三章，第一章，从自然科学和医学中提取确凿根据，向你解释睡眠功能和睡眠管理。提到睡眠，大家都会有一个误区，认为是大脑负责管理睡眠。错了，睡眠管理中枢并不是在大脑里面。固然，大脑活动可以影响睡眠，但是大脑并不能产生睡眠。睡眠是不由人们大脑里的思想意识为转移的，你越是着急，想赶快入睡，反而越发不能入睡。

睡眠是怎样产生的呢？只有启动睡眠中枢才能进入一系列的神经内分泌活动，又通过这些活动来调整修复细胞的代谢状态，使机体焕然一新。所以，睡眠中枢属于机体自动化系统。因此，我们要学会管理睡眠，首先必须明白：睡眠中枢的管理，以及睡眠与机体代谢功能两者之间的关系。

第二章，从心理卫生角度来讲解失眠问题的产生和解救：睡眠中枢不在大脑里面，但是大脑能够影响睡眠中枢。在人类极其复杂的社会活动中，产生极其复杂的心理活动。要讲究健康的睡眠，必须学会维护心理卫生；而且，只有建立良好的睡眠规律，才能保障健康的心理卫生。

第三章，睡眠与衰老。地球上的生物，无论是动物还是植物，从最原始的单细胞生物到最高级的万物之灵的人类，都有生物钟规律。在进化到人类的过程中，生物钟设置在下丘脑和松果体组成的神经内分泌器官。从人类来看，中年以前，生物钟管理生长生殖；中年以后，生物钟指挥衰老过程。一旦生物钟进入衰老程序，它便指挥全身器官同步地进入衰老。

生物钟如何进入衰老？如何导致脑细胞逐年减少？这个问题是至关重要的。我们只能从衰老的发生机制来寻求如何延缓衰老，尤其是在中年以后，如何保护生物钟，保护脑细胞，颐养天年。

凌瑞琴

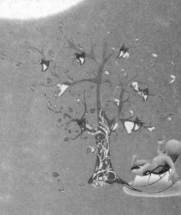

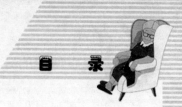

第一章　如何找回健康的睡眠

第二章　睡眠的心理卫生

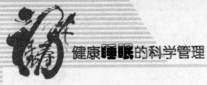

第三章　睡眠与衰老

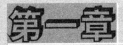

第一章

如何找回健康的睡眠

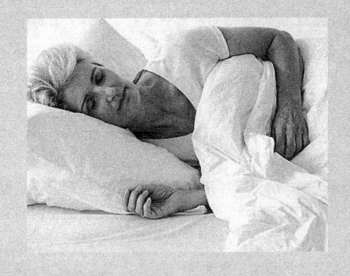

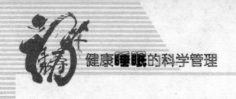
第一节　科学指导睡眠最养生

【写在前面】2004年,科学出版社为作者发行了一本书《找回健康的睡眠》。书中叙述作者亲身经历,刻骨铭心地体会失眠的痛苦;作为医生,看了太多的"安眠药成瘾人生悲剧";作为科研教授,论述"松果体生物钟学说"重大科研突破,指出一条正确的道路:不再发愁睡不着,醒来全身刷新,迎接人生第二个春天。这本书吸引了广大读者。看来,找回丢失的睡眠,这是太多人的需要。可惜,不少读者来信说:外行看医学太深奥,小字密密麻麻看不下去。许多读者想问问有关自己的睡眠问题。

近年来,中老年保健杂志刊登了作者的一篇短文"科学指导睡眠最养生"。在这里附上,请你们看一看,花费不多时间,就会知道问题所在。只是,里面避免不了医学名词。不要紧,本书展开的章节,将逐一用通俗的语言清楚地讲解,使你们能够真正掌握自己的睡眠。

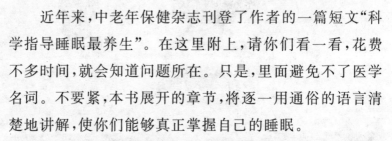

随着现代生活节奏加快及生活方式的改变,各种睡眠障碍性疾患已成为危害人类健康、降低生活质量的突出问题。人们提起睡眠障碍就感到困惑,其中相当普遍的是"睡眠质量下降",实质上就是衰老来临的早期症状,继续每况愈下就会形成生物钟障碍。调查结果发现,国内外关于治疗失眠的药品较多,但是,许多人仍在不同程度地遭受着失眠的折磨。有没有一种安全、简便、有效的方法来找回健康的睡眠呢? 解决的方法,首先是要懂得正常睡眠的管理;其次是要懂得如何纠正睡眠管理的失调。

人们的头颅内正中央有一个松果体,它属于神经内分泌器官,也就是人体管理睡眠的生物钟。松果体在夜间产生褪黑素。褪黑素是天然的化学微量信使,它参与人体自动化系统的信息传递。使心跳、呼吸、胃肠道蠕动在睡眠时仍能不停止。褪黑素能促进睡眠功能、调节免疫功能、延缓衰老,更能强而有效地清除自由基,从而保护脑细胞,预防细胞的退变。一般来说,生物钟有严格的昼夜节律。白天,松果体休息,胃肠道的嗜铬细胞产生褪黑素。晚间,胃肠道休息,松果体工作,产生大量的褪黑素。褪黑素首先是清除脑内的自由基;然后分泌到血液中,主要的作用是启动睡眠功能和人体自动化体系。用通俗的语言来解释,褪黑素好比是松果体用来管理睡眠功能的密码钥匙。

人到了 40 岁以后,随着年龄的增长,松果体产生的褪黑素逐渐下降。到了老年,松果体萎缩钙化,分泌的褪黑素减少以至于消失。如果正确地应用褪黑素舌下含片睡眠康宁可以保护松果体,维持其功能,使机体内环境稳

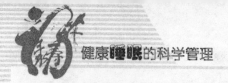

定。睡眠康宁片是从舌下黏膜吸收，经颈淋巴管进入静脉直达心脏，药效近似静脉滴注。含药时应做调息运动，这样可以使心脏排血的80％进入大脑。于是，在含化10分钟后褪黑素可达睡眠中枢，产生"助眠"作用。要知道，舌下含化片与吞服的胶囊或片剂，在人体内的运输路线是不同的。口服制剂是经过曲折的消化道吸收以后，第一站就在肝内分解。已经破坏的褪黑素不能发生药效。

人过中年，睡眠质量每况愈下，但身不由己，仍然是疲于奔命地搞夜战。在强烈的灯光下，自身的松果体被抑制，不能产生褪黑素。松果体的血池内积存了大量的自由基（细胞杀手）就成了祸害，导致松果体日益萎缩，这种失眠称为生物钟障碍。因此，用睡眠康宁来补充松果体萎缩造成的褪黑素分泌不足，才是最根本的办法。

为什么缺少睡眠的人更容易生病？睡眠不仅仅是完成机体自身的修复，更重要的是保持机体的免疫能力。研究显示，正常人如果强迫减少夜间4小时睡眠，次日检验其免疫功能将会减少28％左右，而免疫功能低下定会引发许多疾病。一般认为，松果体与胸腺（免疫器官）在胚胎期就有密切的神经血管联系，所以松果体参与了胸腺的免疫调节功能。中老年人如果处于压力过大、生物钟紊乱、心理抑郁等状态下，选择一些缓减措施是极为必要的。而在选择时应遵循以下两点：首先，要符合人体生理状态,顺应生物钟的节律,无不良反应;其次,最好选择保健品,而不要一味地依赖安眠药物。目前,市面上正在热销中的康龄牌睡眠康宁含片(药学家称它为抗氧化的睡眠维生素),应该符合现代人的需求。

第二节　什么是睡眠

睡眠-觉醒,这是一种自然节律,也就是生命节律。它属于自然界的阴阳节律之一。有"阳"就有"阴";有"昼"就有"夜";有了"觉醒"时的生物活动和消耗,就必须有"睡眠"中的生理修整和恢复。

睡眠-觉醒是一种生来就有的本能。因为生来就有,自然而然,所以人们有很多的"不知道":不知道怎么就睡着了;不知道睡眠是怎么产生的;不知道睡眠的规律;不知道睡眠的重要性。于是,产生了许多关于睡眠的误区;或是在不知不觉中破坏了睡眠的自然规律,进入了"亚健康"的恶性循环。

一、睡眠是主动的生理活动

大多数人认为睡眠就是"停止活动"。是呀,按照正常规律,睡眠中大脑意识停止了,肢体运动停止了,同时体温、心跳、呼吸也下降了,这样才能得到休息。其实,睡眠不仅仅是降低日常消耗;更重要的是,在夜间,睡眠积

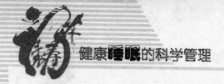

极地进行一系列"主动的生长修复工作"。

举例来说：婴儿大部分时间是在睡眠之中，当婴儿第一次进入长时间熟睡时，他的脑下垂体开始分泌生长素。从此以后，他在睡眠中长高长大。成年以后，不再增加高度。但是，头发、指甲的生长，伤口的愈合，生育期胎儿发育都存在于睡眠之中。再举例来说：如果强制剥夺青年人的睡眠，同时测定其免疫因子，可见明显地下降；恢复睡眠以后，再测定其免疫因子则恢复到正常。如果强制剥夺青年人的睡眠，同时测定其糖耐量，可见明显地下降；恢复睡眠以后，测定糖耐量则恢复正常。又如，长时间脑力工作者血胆固醇会升高，这是由于在夜间强光照射下工作，与睡眠减少有关。

要知道，睡眠之中，有一系列的"主动生理活动"：①消除新陈代谢的副产品——自由基（细胞杀手）。②调节能量代谢。③维护免疫调节机制。④维护内分泌调节机制。

二、管理睡眠的器官在哪里

多数人误认为管理睡眠的器官是大脑。其实不然，管理睡眠的器官是"睡眠中枢"。睡眠中枢在哪里？它不在大脑之内，而是在下丘脑——前面有睡眠起搏器，后面有觉醒起搏器。下丘脑与松果体联合，组成"神经内分泌器官"，也就是"生物钟"。

松果体在哪里？从图1可见，在大脑与小脑之间有第三脑室和丘脑。在第三脑室的后方有一个珍珠般大小的松果体。它位于大脑两半球正中间隙下面。用比喻来说，大脑的底部有个充满脑脊液的"水池"，生物钟就设置在水池岸边，水池前方，是下丘脑与脑垂体；水池后方，是松果体。从结构上来看，下丘脑与松果体是两个分离的部件，从功能上来看，两者是由信息遥控而联合为一个生物钟。

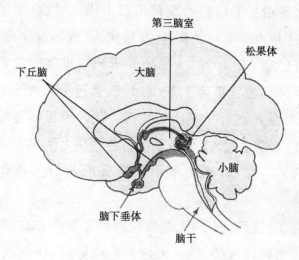

第三脑室

松果体

下丘脑

大脑

小脑

脑下垂体

脑干

图1　生物钟设置在下丘脑、松果体

人们都知道，动物大脑虽然不发达，但是动物却有很强的生物钟来管理睡眠，而且有一套发育成熟的自动化系统来管理机体内环境平衡。在人类，大脑高度发育，极其复杂。于是大脑可以干扰睡眠。大脑过度兴奋可以抑

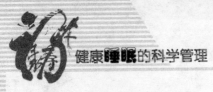
制睡眠中枢,使其停止工作,于是就失去睡眠。如果用安眠药物来抑制大脑,取消大脑兴奋,那么就可以解放睡眠中枢,进入睡眠。但是,请注意大脑自身并不能产生睡眠。这就是说,如果老年人的生物钟衰退,不能产生睡眠,那么,一味地依靠安眠药物仍然不能解决问题。常言道:30以前睡不醒,30以后睡不着。为什么呢?这是因为生物钟衰退了。常常听到老人说:"老了,没有觉睡了,就这么地啦!安眠药对我没用。"中年人早衰;老年人不眠,往往是由于生物钟衰退,发展成为"生物钟障碍"。体格检查做脑CT片时,一般是看不到松果体的。这是因为松果体内血管极为丰富,其X线通过量近似于脑室液体,故而在X线片上显示为黑区。除非松果体萎缩钙化了,X线不能通过,就会显示出白色。图2为脑变性痴呆患者的CT片,可见头颅中央箭头所示白色钙化的松果体。

　　现在可以明白了:大脑和生物钟是两个独立的领域。安眠药物可以麻醉大脑,无论在什么时间,任何条件下,只要用了安眠药物都可以使你入睡。生物钟在大脑底下,它统帅着使机体复原的系统工程,"只能对下,不能对上"。大脑可以抑制生物钟;生物钟不能抑制大脑。你用了安眠药,只能麻醉大脑,去掉大脑对于生物钟的抑制,于是,生物钟被解放出来,管理你的睡眠。如果生物钟自

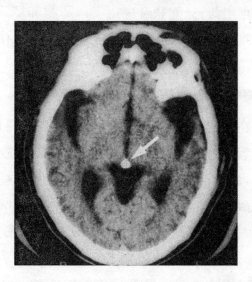

图2　脑痴呆症CT片脑中央显示完全钙化的松果体

（箭头处为松果体）

身已经退化,那么,安眠药物只能使你迷糊一下,并不能产生睡眠的生理作用。这时,你的松果体产生的生命要素——褪黑素明显地减少了,只有应用人工补充褪黑素的方法,使生物钟重新开动起来,才能使你恢复健康的睡眠。不过,褪黑素启动生物钟需要严格的生理条件:需要按时间,做好睡眠准备,在适合的条件下,保持黑暗状态;绝对不是像应用安眠药物那样方便（无论什么时间、什么地点、什么条件下,安眠药物都可以使你入睡）。尤其是有安眠药物依赖的人,虽然知道安眠药物的弊端,但是不

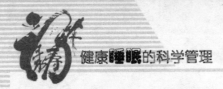

能突然停止用药,只能联合应用安眠药物和褪黑素,才是解决睡眠问题最有效的方法。两者各有各的作用,互相不能替代。

三、怎样知道睡得好不好

我们在做居民疾病统计时发现,表格中高血压的数字统计很容易收集起来;而睡眠障碍的数字统计往往收集不上来,因为居民大都不会填"睡眠障碍"这一项。其实,睡不好的人数远远超过血压高的人数。如果深入社区去了解居民的睡眠状况,就会发现真正睡眠良好的仍然是少数。一般居民认为,睡眠差一些不算病。自己虽然躺在床上很长时间,但是仍然能够入睡,早上迟迟起不来也不算是问题。有的人说,我是粘枕头就睡,没有失眠。其实他睡得快,醒得也快,1~2小时醒一次,习惯成自然了。有的人一闭眼就是梦,一夜之中都是浅睡,没有沉睡,床上时间不短,但是没有实效。有的人说,虽然睡一夜,但比不睡还累。很多人是认为自己或家人"睡眠太多",夜间睡眠时间不短,白天还是坐一会儿就迷糊着了。他们是太容易入睡了,无论白天还是黑夜,闭上眼就睡了,一会儿又醒了,都是浅睡,没有沉睡。他们没有感觉睡眠有什么难。但是,要想清醒,要注意力集中,要精神抖擞,几乎是不可能的。这种"多眠"其实是睡得不好,睡眠没有效率,结果白天还是经常犯困。

这就提醒我们：管理好睡眠，需要懂得"睡眠好"与"睡眠不好"。

分析睡眠状态有多个衡量的指标：睡眠时间的长与短，入睡的快与慢，睡眠状态的深与浅，觉醒的快与慢等。每个人应该睡多少时间？这个"睡眠需要量"称为"睡眠定额"，没有绝对的标准。因为健康睡眠的判断不仅要看睡眠时间，还要看睡眠质量，睡眠效率。单纯从睡眠时间来说，健康睡眠范围可以上下浮动 2 个小时。如果你的睡眠效率非常高，那么睡眠比 6 小时少 1 个小时是允许的。但是，如果你的睡眠质量低，或是你的白天消耗非常高，那么按道理来说，你还应该增加 2 小时睡眠，到 8 小时才对。如果你现在只能睡 5 个小时，实际上是缺少 3 小时，这样的睡眠缺失是有害的。睡眠定额在不同年龄变化很大，青少年 9 小时，成年人 6～8 小时，老年人睡眠定额不一定增加，问题是如何保证睡眠质量。衰老使睡眠质量下降，许多老年人夜间睡眠减少而增加午睡，最终导致昼夜颠倒。

睡眠的生物节律也有不同类型：有的人是早睡早起，称为"早晨型"或"百灵鸟"；有的习惯于晚睡晚起，称为"晚间型"或"猫头鹰"。有调查报告，学生中"百灵鸟"组 96％成绩优秀；而"猫头鹰"组早上觉醒慢，多数表现为上课注意力不集中，嗜睡者也较多，成绩差的较多。统计结

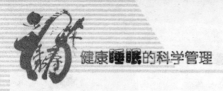
果表明，两组的成绩有显著性差异。有一些人，自认为"生来睡眠少"。他们的睡眠效率高，而且智商高，于是赢得更多的学习时间，收获更多一些。加上他们的竞争性心理，往往以睡眠少而沾沾自喜。其实，睡眠少既是优点，也是缺点。因为，这类人大脑虽然敏锐，但是神经比较脆弱，机体比较瘦弱，容易生病。尤其是长期以后，由于透支过多而短命。有一些人认为，睡眠多是浪费："一寸光阴一寸金，不如利用夜生活去谋求更大的利益。"殊不知，他们虽然在夜间赢得了几个小时，但是付出的代价却是缩短寿命几十年！

　　睡眠缺失可以分为三型：①缺眠是在 24 时之前，称为"入睡性失眠"。②缺眠是在 24 时至凌晨 4 时，称为"睡眠维持性失眠"。③缺眠是在 4 时以后，称为"早醒型失眠"。有的人习惯于早晨 4 时醒来。对于他来说，早睡也是 4 时醒来，晚睡也是 4 时醒来。他的生物钟密码就是设置在早晨 4 时觉醒。那么，他就应该早睡，不能晚睡，称为"提前睡眠综合征"。有的人习惯于 24 时以后睡，那么起床也要向后推迟 3 小时，这种类型又称为"延迟睡眠综合征"。许多夜班工作者，尤其是 IT 工作者，他们需要在夜间与大洋彼岸对话，于是昼夜颠倒，或是"睡眠时间紊乱"。在洲际旅行中会发生"时差"问题。如果我们的生物钟是大陆夜间 21 时，到了大洋彼岸，时钟指在早晨 9 时。这时，要求你精神抖擞地参加工作。那么，就必须调整时差。需要把你的生物钟向前调拨 12 小时。

睡眠在一夜之中分为 3～6 个周期。每一个周期中先是浅睡（动作相），然后是沉睡（静卧相）。从第一个周期到下一个周期，大约是 100 分钟。浅睡相中多梦。心理学家证明了，浅睡相对于儿童学习过程显然是十分重要的。浅睡相与沉睡互相交替，关系着大脑接受信息和储存，从而达到巩固的记忆，是很有必要的。因为大脑的信息储存，完成了人们的记忆。但是，如果沉睡相越来越少，甚至缺如，那么睡眠的生理活动几乎是消失了。机体得不到复原和内环境的保护和稳定，就好比是一个人没有收入，只有支出，那么他的帐户就是严重透支了，也就是濒临破产了。

综上所述，无论你的睡眠属于哪一种类型，衡量你睡得好与不好，不是看你睡了多少时间，而是看你的睡眠质量如何？有的人说，我上床粘枕头就着。进一步询问，他频频起夜，而且多梦，这是因为他的睡眠很浅，几乎没有深沉的睡眠。次日醒来，全身仍然酸懒。这是属于质量差的睡眠。有的人说，我不是失眠而是多眠，白天老是打瞌睡。还有的人说，我没有睡眠，就是懒坐不动。其实他是在浅睡。孩子们听见爷爷打呼噜，但老人说没睡呀！凡属日间打盹者，其实是夜间没有睡好，白天精神不够，

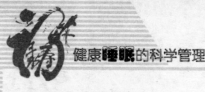

仍然属于睡眠障碍。

高质量的睡眠是什么状态呢？你可以回忆一下：幼年时期，早上醒来，太阳照在脸上，你一骨碌爬起来，伸一个懒腰。走在小路上，空气是那么清新，小鸟在枝头歌唱。这样开始了一整天，不停地活动，始终是精神抖擞，有使不完的劲头。明白了吗？这就是高质量的睡眠。这是因为经过了一夜香甜的睡眠，把你全身刷新，去除了疲劳，使你达到焕然一新的境界。所以说，睡眠的质量决定于夜间生理休整和恢复的程度。达到100％的程度才算是最好。如果相差很多，就有睡眠缺失，就是透支。如果短期缺失，还可以及时补充。长期缺失，也就是长期透支，会造成永久性伤害。

四、睡眠不好会有什么后果

人一生中有1/3的时间在睡眠中度过，5天不睡眠的人就可能会死去，可见睡眠是人的生理需要。据世界卫生组织调查，27％的人有睡眠问题。国际精神卫生组织主办的全球和健康计划于2001年发起了一项全球性的活动，将每年的3月21日定为"世界睡眠日"。这就是要号召全世界人民来关注睡眠问题，使人们认识到睡眠缺失的危害。大量事实证明，睡眠与人的精神状态两者之间关系极其密切。人类一旦被剥夺了睡眠，就会引起思维、情绪和行为的异常；就会发生技术事故，判断错误、差错和失误等本不应该发生的事。尤其是持续的睡眠缺失,会导致各种病态,是患病的温床。请看下列事实:分析许多震惊世界的航空高手遇难,提醒了航空驾驶员,发生应急不灵、操作失误的原因,往往是与大脑过度疲劳,睡眠缺失有关。睡眠缺失促使机体早衰,出现"精神压力综合征"、"疲劳综合征"、抑郁症及各种老化疾病。形象化地概括一句话:睡眠缺失是杀人的软刀子!

　　前面已述,昼夜是自然节律,睡眠-觉醒也是自然节律。"自然人"的昼夜生活节律是靠太阳来指挥,日出而作,日落而息。人的自然寿命是平均 120 岁。中年 60 岁,老年 100 岁。相反地,"文明人"的昼夜节律是靠灯光来指挥。于是,夜间缩短了,人的寿命也缩短了。常言道:五十迈入老年,七十古来稀(寿命折了一半)。更为严重的,请看下列调查结果:中国硅谷中关村内,高科技人员的平均寿命为 53.3 岁,而周围的普通居民平均寿命为73.3 岁。这就是说,科技精英的平均寿命还要减掉20 年!

　　睡眠缺失不仅仅是个人问题,更是广泛的社会问题。调查结果显示,全球有 50% 的人口受到各种睡眠问题的困扰。有调查显示,我国 1 万余人中,35% 有失眠,其中老年人失眠占 60%。调查分析全球历年的重大意外事故,其中绝大多数属于技术操作失误的责任事故。美国

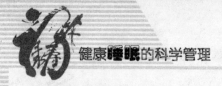

报告,因睡眠不足导致工作效率和生产力的下降、病假、意外伤害,每年经济损失超过 350 亿美元。因睡眠不足导致大脑功能减低(尤其是注意力、应变能力、迅速反应能力下降)。因睡眠缺失引致的意外占卡车司机死亡事故的 57%,占一般车祸死亡的 10%。

睡眠医学专家曾应用"强制剥夺睡眠试验法"来研究睡眠缺失的后果如下:美国芝加哥大学 11 名健康学生(18～27 岁)作为志愿者来参加这项试验:前 3 天每天睡 8 小时,以后 6 天每天睡 4 小时,最后 7 天每天睡 2 小时。比较三种情况下检测血糖耐量试验,结果睡眠缺失的日子里,餐后血糖下降到正常水平的时间,要比正常对照延长了 40%;测定胰岛素分泌速度,则减缓 30%;这种现象类似早期糖尿病。显然,这些志愿者不是糖尿病患者,因为在他们正常睡眠的日子里,糖耐量曲线是正常的。但是,睡眠缺失的确是影响了他们的糖代谢。

另一项研究,观察 23 名健康男子(22～61 岁),前 2 天正常睡眠,后 3 天在后半夜(3～7 点钟)强制终止睡眠,利用强光保持清醒。同时,在其中 18 名测得 T 细胞活动度显著下降 28%。重新获得正常睡眠以后,T 细胞活动度均恢复正常。重复试验,夜间监测褪黑素血浓度,后半夜褪黑素相应地突然下降,近乎 0。恢复正常睡眠以后,

T 细胞活动度、褪黑素浓度都回到正常水平。对于睡眠的认识误区和不良习惯如下。

灯光是无害的；

我生来不需要 8 小时睡眠；

解决问题要靠"夜生活"；

提高每日工作效率，只有减少睡眠时间；

睡眠效率高，4～5 个小时就够了；

我的催眠术：睡前阅读一些喜欢的书；

先睡一觉，后半夜看录像（学外语高招）；

夜深人静，灵感才来，才出活儿；

用安眠药，速睡速醒，想睡就睡，效率高；

还是晚上工作好，没干扰；

睡早了，半夜里清醒，怎么办？

半夜里上床，四五点钟起，这一夜就打发了；

晚上睡不实，午觉对我太重要了；

我家老人多眠，白天随时在打呼（其实没真睡）……

以上都是经常听到的说法，似是而非，有的人失眠，有的人多眠，看来是两个极端，其实，两者在本质上是一样的；都是属于睡眠质量欠佳。

只有纠正认识误区，改掉不良习惯，顺应自然规律，才能找回健康的睡眠。

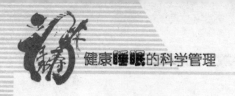
第三节　什么是生物钟

生物钟就是自然在生物体内设置的时钟。大自然的时钟表现为日出日落，一天之间有昼和夜，一年之间有春、夏、秋、冬。地球上的生物有"内在时钟"。换句话说，各个物种都有各自的生物钟。自然界的"外在时钟"，可以指挥生物"内在时钟"。

时间生物学家给我们解读了自然的奥秘：在地球亿万年的历史中，大自然在生物体内设置了生物钟。由于天体不停地转动，产生了地球的自然周期，呈现为自然的节律，如昼夜节律、四季节律、灾难节律、生死节律等。地球上的生物要在大自然中长期生存下去，就必须适应这些规律，形成生理节律。这些生物节律代代相传，储存在物种的遗传密码之中。所有的遗传时间节律，包括生理功能、生化反应、形态结构都要适应大自然的时钟。也就是说，生物内在节律必须与自然周期同步。

生物进化经历了亿万年，到了高级动物，发展了许许多多器官，形成了各种系统。那么，要有效地指挥多种"动态节律"，相互之间保持同步，就必定要产生一个主震荡器来发挥"整合作用"（好比是交响乐指挥）。人类的生物钟（下丘脑＋松果体＝神经内分泌器官）就是一个主震荡器，它保持着身体内环境的稳定性，从而保证各项功能都能够同步地进行。

通俗地说，生物钟不但使你闭上眼睛进入睡眠，而且还指挥着进行机体内的休整恢复工程。这一切都要符合时间节律。

一、生物钟如何管理睡眠的一系列"主动生理活动"

人类的松果体位于头颅内的正中央。松果体在头颅内的位置是，两侧太阳穴的切面将头颅分成前后两部分，印堂穴与百会穴的切面将头颅分成左右两部分。可见，松果体位于图3上的X、Y、Z三轴的交点。

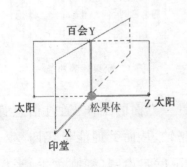

图3　松果体在颅内的位置

这是最安全的部位，外界的攻击即使造成颅骨碎裂，脑浆流出，也难以伤害到这个部位。这是象征着统帅的部位，它位于脑垂体之上。我们都知道，脑垂体是内分泌系统的司令部，如今科学证明，松果体是在脑垂体之上，

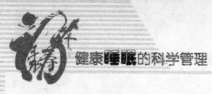

更高一级的统帅。请看图 4 就能明白了。

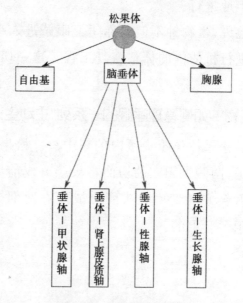

图 4　松果体的功能

　　松果体负责三方面的工作:通过信息管理,指令脑垂体的各个内分泌轴,从而管理能量代谢、生长发育和性功能;通过抗氧化清除自由基(细胞杀手)来保护脑组织;通过信息管理,指令胸腺,从而管理免疫调节系统。那么,我们就要提出一个疑问:松果体只是一粒珍珠大小的器官,它怎么能够胜任那么庞大而艰巨的任务,管理全身那么多器官呢?解答这个问题,可以将身体比喻为交响乐队,庞大的乐队中包括各式各样的乐器;松果体好比是乐队指挥,用它的指挥棒(信息管理信使),可以使各个乐器按照各自的乐谱,演奏出准确、美妙、和谐的音乐。

松果体在夜间熟睡之中做了五项重要的工作(图5)。

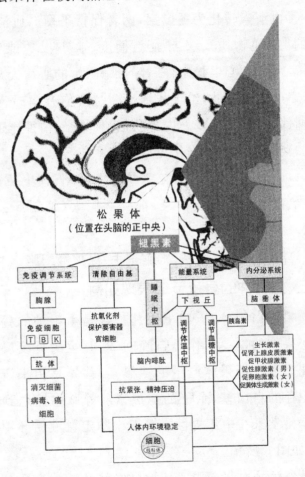

图5　松果体在夜间熟睡中的主要任务

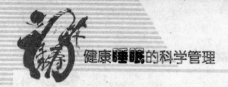

（1）保护心血管，控制能量代谢：①维持胆固醇在正常范围（实验鼠摘除松果体后，血胆固醇、三酰甘油上升）。②调节血糖。③调整血压（通过自动化自主神经系统）。④血清素转化为褪黑素，两者保持平衡。血清素是神经的"传递物质"，又与血黏稠度、血小板功能有关。⑤保持心肌的"心电稳定性"，降低睡眠中的心律失常。

（2）产生内啡肽，给予止痛、欣快，使你有幸福感从而消除抑郁、恐惧和噩梦。内啡肽抵消"紧张、精神压迫"。

（3）与胸腺联合，强化免疫调节系统。

（4）调节脑垂体（内分泌系统司令部）管理生长素，性成熟，孕育，哺乳，防止早衰，前列腺肥大（抑制 5-α 还原酶）。

（5）清除多种自由基（细胞杀手）保护脑细胞。

二、生物钟的昼夜节律表现如何

松果体白天休息，晚上工作。这是生物钟的昼夜节律。松果体的主要工作是自晚间 20 时至次日凌晨 4 时产生褪黑素。松果体产生的褪黑素，首先是用来清除颅脑内积存的自由基，余下的褪黑素从静脉内输送到血液循环。科学家在中年男性志愿者中测定血液循环中的褪黑素，如图 6 所示。

纵坐标是血浆褪黑素浓度（纳克/升），横坐标是采血时间，从午后 12 时开始，每隔 2 小时采血一次，到次日的

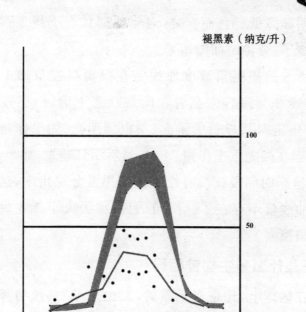

褪黑素（纳克/升）

图 6　血液循环中的褪黑素浓度曲线
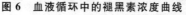
粗线：正常对照组夜间分泌褪黑素曲线；细线：老年忧郁症悲伤状态分泌
褪黑素曲线（平均值）

午后 12 时停止。测得的粗线来自正常对照组；细线来自老年抑郁症悲伤组。结果正常组的褪黑素（Mt）曲线：起始自很低的基础浓度；晚 20 时会缓慢上升；21～22 时会加速上升；24～4 时为高峰平台，4 时以后会快速下降。老年抑郁状态的褪黑素曲线，显然比正常组降低了许多。晚间起始上升时间推迟，上升速度减慢，高峰平台缩短，

峰值明显降低。总而言之,老年抑郁状态下褪黑素分泌量减少了,分泌时间缩短了。

图6的褪黑素浓度曲线是在模拟昼夜节律中测定的,自晚20时起,志愿者在闭灯状态下静卧,整夜不开灯,护士定时从导管中采血(手电照明)。如果你是自晚20时起在强光下工作到24时,然后闭灯睡觉,那么,20～24时这个时间段就没有松果体褪黑素分泌出来,这段褪黑素曲线就不存在了。换句话说,你丢失了1/3数量的夜间褪黑素。

三、什么是生物钟密码

在地球上,凡是有生命的,无论是动物、植物都有褪黑素。不同物种的体内褪黑素浓度变化各有不同,但都是随着昼夜周期,"光相"下降,"暗相"上升。检测最原始的单细胞生物——海藻,在夜间,褪黑素浓度上升,太阳出来以后,褪黑素浓度下降。已证明,从最低级生物到最高级动物,各个物种都能测得褪黑素浓度曲线的升降起伏,都是严格的遵循时间节律的。不仅如此,各物种的褪黑素昼夜浓度曲线都有其各自的特征,所以作者将其比喻为"生物钟密码";于是,褪黑素就比喻为"密码钥匙"。

读者要问:"你说我身上有一个生物钟密码?能够像银行取钱那样应用它吗?"答:"这个比喻好极了。你在银行取钱时,不小心错了一个数码,你就取不出钱来。下一

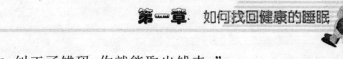

次,纠正了错码,你就能取出钱来。"

现在作者要告诉你:你头颅内的正中央有一个松果体。是它,执行生物钟任务;是它,给你甜蜜的睡眠。松果体夜间分泌褪黑素,按照一定的节律。这节律包括:①分泌时间。②上升速度。③上升幅度。④维持量时间(高峰平台)。⑤下降速度。这些都是以数字来计算的。这些数字实际上是代表了褪黑素的数量。这个褪黑素的量化曲线,构成了你的"生物钟密码"。

偶尔一天,密码的数字错了,马上补救,生物钟仍能保持正常(在 50 岁以前,松果体指挥人体生长生育)。然而,我们往往在不知不觉中减少了褪黑素的数量。到了 50 岁,松果体衰老了,它便指挥人体一步一步地走向衰老。相反地,如果从 50 岁开始,注意到夜间灯光减少了内生褪黑素,又能及时地从体外补充人工褪黑素。那么,缺多少就补多少。明白了吧?如果你真正懂得了这个道理,按照这个规律去做,你就能保护松果体,延缓它的衰老进程,也就是延缓了你全身的各种衰老状态。如果你从 60 岁开始保护松果体,到了 80 岁仍然保持 60 岁的状态,这不就是说明你的年龄时钟倒转了 20 年?

这本科普著作,就是要使广大的读者明白:科学家已经破译了生物钟密码,又成功地研究制订了"体外补充褪黑素"这个行之有效的办法。在以后的篇章里,继续讲

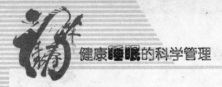
解,并且根据生物钟学说,针对"生物钟障碍"问题制定了三级预防措施及有关预防衰老的系统工程设计。

第四节　太阳指挥生物钟的节律

日出日落,这是大自然的"光相"和"暗相"。白天,"光相"通过光波射入眼球。眼球的后面有视网膜来接受光波。在视网膜内,"光能"转变为"电能"。所谓"电能"就是生物电。它以"神经冲动"的形式在神经里面运行。医学称之为"神经传导"。图7以模拟图来说明神经传导如何启动生物钟。

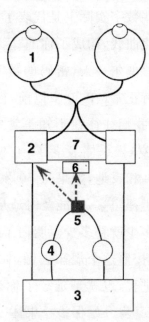

图7　神经传导启动生物模拟图
(1)眼球;(2)睡眠起搏器;(3)胸脊髓;(4)颈上交感神经核;(5)松果体;(6)脑垂体;(7)下丘脑

从图上显示,双侧眼球的后面是视神经交叉,神经传导是有一定的轨道。形象地说,好像铁路系统的轨道。我们用实线条来代表运行的轨道。

白天,"光相"的神经冲

动从眼球经过视神经交叉,然后是(2)站,在这里,关闭了睡眠起搏器(学名"上视神经交叉神经节")。"关闭电钮"便发出冲动→(3)站(胸部脊髓)→(4)站(颈上交感神经核)→(5)站(松果体)指令它停止工作。这就是说,"光相"的指令,使松果体停止工作。

黑夜,"光相"转变为"暗相",就会使睡眠起搏器开启。"开启电钮"又会发出指令→(3)站→(4)站→(5)站(松果体)指令它开始工作。这就是说,"光相"转变"暗相"的指令,使松果体开始工作。

松果体开工了,产品就是褪黑素。褪黑素扮演两种角色:①作为环保卫士,来清除自由基。②作为信使,来传达信息。

图7的虚线箭头示:从松果体分泌到血液中的褪黑素,通过血液循环到达睡眠中枢、脑垂体,作为信使来传达指令,启动一系列的"主动性睡眠生理活动"。应注意,褪黑素的运行路线是没有轨道的,它是借着血液,运送到靶点上。形象地说,它没有轨道,好像航空系统,只有航线。图7实线代表神经的轨道,虚线代表内分泌的航线。

人们都知道,神经系统是独立的,内分泌系统是独立的。各自为政,互不干涉。只有在生物钟里面,有高层次的关系。"下视丘的睡眠中枢"与"松果体",两者联合,组成"神经内分泌器官"。

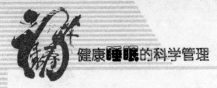

现在,读者可以明白,"光相"与"暗相"的转化,好比是系统的"开关"。这种指令,决定了松果体在白天休息,在夜间工作。如今,我们作为文明人,就是靠灯光来指挥我们的生物钟!只要是有强光照射在我们的眼睛里,生物钟就停止工作。

公鸡打鸣,是因为太阳出来了;牛羊归圈,是因为太阳下山了。我们要想让生物钟自然地工作,必须在 20 时停止工作,21 时就准备睡觉了。只要把灯关闭了,就会启动睡眠起搏器,指令松果体分泌褪黑素,自然地进入睡眠。人们在日常生活中也体验过,21 时感到一阵发困;然而在强光下,驱走了睡意,进入夜间工作。如今,从小学开始,孩子们经常被强光剥夺了晚间 20～21 时的自然睡眠。成年人更不用说了,晚间、夜间,甚至后半夜,都可能是在强光下生活着!

动物实验,用强光持续 24 小时照射实验鼠。用不了很长时日,实验鼠就死亡了。死前有大量热能耗竭,死后解剖,松果体全部破坏,相当于做了松果体切除手术。可见,夜间强光照射是极为有害的。

问题是,生活在现代社会中,不能像自然人那样逍遥自在!我们不能不在周一到周五延长工作时间。但是,必须要有周末休闲,来保持健康睡眠。要回归自然!极端错误的是,人们在周末搞夜生活,剥夺了自己的睡眠,

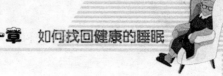

而使松果体受到伤害！

褪黑素的日夜节律曲线，是生物钟的密码钥匙吗？太阳指挥松果体白天休息，晚上工作。松果体的工作主要是产生褪黑素（还有其他一些不定时的次要产品，如催产素，不属于我们的话题）。松果体产生的褪黑素，首先是作为环保卫士来消除脑内的自由基，然后光荣地牺牲了。余下的，留在血液中作为信使，指挥睡眠和脑垂体。

我们已经讲解过：褪黑素是生物钟的信使，在血液中传递信息。首先到达下视丘的睡眠起搏器和睡眠中枢。所以，褪黑素日夜变化形成的节律曲线（这是时间-浓度曲线）就是开启睡眠的密码钥匙。

我们再仔细地观察图 6 褪黑素节律曲线。请看，晚间的山峰是松果体褪黑素，白天松果体休息，没有产量；然而，在白天血液中仍然有少量的褪黑素，我们称它为基础量。问："白昼褪黑素"从哪里来？答：胃肠道的嗜铬细胞在饮食过程中产生白昼褪黑素，这些褪黑素大部分消耗在清除代谢中产生的自由基。余下的留在血液中，即为基础量。实验证明，我们的饮食热能越高，代谢产生的自由基越多，消耗的白昼褪黑素也就越多，基础量则越低。

让我们再看看生物钟的密码钥匙。在青春期，生物钟已经是定型了。也就是说，密码的数字确定了。你是

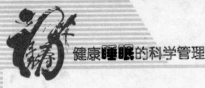

百灵鸟型？还是猫头鹰型？多睡型？还是少睡型？在这里提醒大家，在青春期以前，建立规律的、合理的睡眠习惯是何其重要啊！这决定了你的生物钟密码钥匙，决定你的松果体褪黑素产量。青春期过后，你的睡眠情况，就取决于你是否夜间在灯光下工作。夜间灯光遏止你的松果体褪黑素产量：如果是高峰数量被削减了，就是说明褪黑素不足，没有沉睡，梦多，起夜多。如果是20～24时数量被取消了，那么，入睡就推迟了。如果凌晨4时醒来再也不能入睡，就是因为褪黑素曲线直线下降了。如果你能够准确地、及时地从体外补充人工褪黑素，就可以纠正生物钟密码中的错码，找回健康的睡眠。当然，你要注意自己缺少的褪黑素数量。

褪黑素少了，需要纠正。老年朋友会提出这样的问题："是不是，补充人工褪黑素越多越好？""既然褪黑素是人体的生命要素，是指挥人体自动化系统的信息传达信使，又是环保卫士。那么，多用一些这种补药，是不是更健康？"不，绝对不是。千万不能盲目地使用补药。一定要按照仿生学原理，缺多少补多少。

儿童、青少年、生殖期妇女的松果体都能在晚间分泌大量的褪黑素。他们也会产生大量的自由基。不过，这期间睡眠更多，褪黑素产量更大。因此，自身可以达到内在的平衡。即使是某一天缺觉了，第二天就补上了。在这年龄段,如果缺觉了,也不应该用药。要让自身来调整。如果在这个年龄段用了人工褪黑素,会引起什么样的后果呢?体外进来许多褪黑素,松果体就突然停工了。于是"车间"里的原料被抛出,进入血液循环:褪黑素的前体——5-羟色胺,是神经递质,促进胃和血管平滑肌收缩;这时就会出现突发性头痛、突发性胃痛。如果想要在白天补觉,用了人工褪黑素,就会促使胃肠嗜铬细胞停工;褪黑素前体也会突然大量地进入血液,出现突发性头痛、胃痛。所以,有些青年在通宵熬夜之后,盲目地用了睡眠康宁,产生不良反应就认为:"这个助眠保健品让人头痛!"其实,这并不是褪黑素本身的不良反应,而是它的原料——5-羟色胺产生了不良反应。

大多数的知识老人有熬夜史,60岁以后自身褪黑素产量减少了。所以,老年人应用睡眠康宁,只有好处,没有坏处。应用褪黑素是安全的。只要人工褪黑素是精纯的,不会有不良反应,不会产生变态反应。不但改善睡眠,还可以延缓衰老。

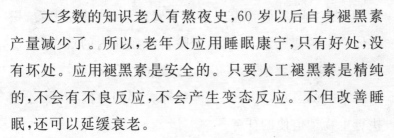

第五节　为什么生物钟会衰退

出生婴儿的松果体没有分泌功能,6个月后才建立褪黑素节律。

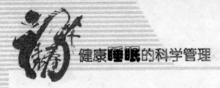

人的一生中,松果体分泌褪黑素的高峰期在 2.5 岁以后至青春期。以后松果体分泌量逐渐下降,到了 40 岁松果体褪黑素分泌量下降了 50%。检测健康中年人一整夜血液中褪黑素量的总和是 3 毫克。再往后,松果体衰退了。女性更年期松果体褪黑素分泌量迅速下降,个体差异很大。男性更年期比女性下降推迟,而且下降速度缓慢。不过,到了 60 岁以后,无论男性或是女性,都有松果体褪黑素分泌量不足的问题。到了 80 岁,只有少数人保持青年期 10% 的分泌量,多数人只余微量,甚至缺如。

松果体不仅是生物钟的重要组成部分,它还是脑内净化池,执行清除自由基的任务。从结构来看,松果体与其他内分泌腺有所不同,在显微镜下,松果体内血管密布,形成血池(其血管密度仅次于肾脏)。从功能来看,松果体产生的褪黑素,首先是清除自身血池内的自由基,这部分的褪黑素就消耗掉了。完成净化任务以后,继续产生出来的褪黑素,再由松果体静脉分泌到血液循环,才能执行生物钟信使的任务。

现代人从小学生开始,就在晚间灯下作业,往往是强光抑制松果体,取消了 20～22 时的褪黑素。青春期以后又开始了夜生活。进入社会以后,往往是为了事业拼搏,暴露在夜间照明之中,强行取消了 24～2 时的褪黑素。那么,灯光抑制松果体的后果是什么呢？首先,它不能执行睡眠以前的净化任务。这一段时间里,松果体内没有褪黑素,不能及时地清除掉松果体血池内的自由基。净化池就变成污染池。要知道,自由基(细胞杀手)潴留在血池内,首当其冲的被害者是松果体细胞。固然,自由基是一个个极小的分子,杀伤力有限。然而,日复一日,年复一年,长此以往,松果体的褪黑素产量就减少了。褪黑素减少,睡眠减少,脑内自由基不能净化,于是每况愈下,进入恶性循环。这就是现代人的困扰!人到中年,在不知不觉之中睡眠质量日趋下降。这时,人们仍然疲于奔命,投入日日夜夜快速紧张的生活节奏,却不去注意自己的睡眠问题。久而久之,陷入全身心疲惫不堪的境地。

松果体受到强光的抑制,开始是功能性的干扰。往往是将生物钟的睡眠时间向后推迟2～3小时。然而,日复一日的夜生活,导致松果体功能紊乱,久而久之,松果体不能自保,从功能萎缩进入细胞萎缩、钙化。这就是生物钟紊乱的发展过程。30岁以前的超支,造成30岁以后睡眠质量降低。超支过度,甚至于进入早衰。从脑CT片上面,可以看到松果体内的钙化,表现为点状、颗粒状,部分的,以至于全部的白影。

大脑细胞工作,需要更多的氧耗量。因此,脑力活动副产品——自由基也必然更多。大脑如何清除自由基呢?一方面靠血液净化,一方面靠脑室内脑脊液净化,这

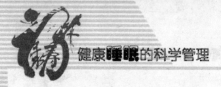
两方面都需要利用松果体分泌的褪黑素。松果体有侧泡深入第三脑室,直接补给脑脊液褪黑素。然而,衰老使松果体褪黑素生产下降,导致脑内自由基的积累和脑细胞的损伤。近代医学指出,"自由基伤害"是衰老的病因,关系着大脑细胞减少、萎缩、痴呆等老年退化。

再强调一遍:由于夜间 24 时以前的灯光抑制了松果体,它的净化池变为污染池,血池内积存的自由基侵入临近的细胞。日复一日,松果体细胞损伤,腺体萎缩、纤维化、钙化。总之,夜间在人工照明之中,松果体衰退了!你在晚间灯光下停留多久,灯光强度多少,你的松果体会相应地受到多少伤害。请注意,并不是灯光直接杀死松果体细胞,而是灯光勒令松果体停工,不能产生环保卫士来消灭自由基,自由基反过来杀害松果体细胞。这就是为什么现代人(生活在灯光指挥下)要比自然人(生活在太阳指挥下)寿命大大缩短的原因。

一、40 岁以前生物钟管理发育,40 岁以后管理衰老

前面已经讲述了松果体是脑垂体以上的高一级统帅。它好比交响乐指挥,通过信息管理的方式,指挥机体的自动化系统。褪黑素就是执行传递信息的信使。40 岁以前,松果体指挥人的生长、生育,可称为"生长时钟";40岁以后,松果体指挥人的衰老进程,可称为"衰老时钟"。更明确地说,松果体衰老了,全身各个脏器也相应地进入

衰老进程,出现各种老化性的疾病。

婴幼儿松果体从无到有,分泌褪黑素,从晚 20 时睡到早 8 时。

青少年松果体分泌褪黑素,从晚 22 时睡到早 6 时。

中年松果体内褪黑素少了,睡眠少了,表示未清除的自由基(氧分子偷了一个电子变成自由基)多了。

更年松果体内自由基多了,出现钙化,睡眠少了,质量差了。

老年松果体内自由基更多了,钙化更多了,睡眠更少了,质量更差了。

以上内容见图 8。

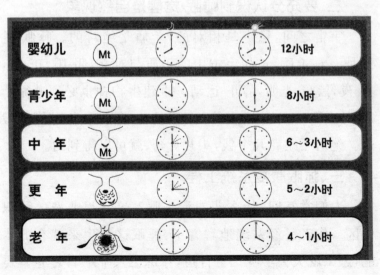

图 8　人一生中松果体从发育到老化过程

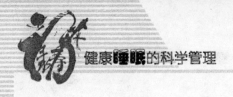

第六节　睡眠功能的康复

一、要建立坚定的信心

慢性睡眠障碍来自于长期的睡眠失调,其中生物钟障碍更是源于长期的生活规律失调。既然冰冻三尺非一日之功,绝不是用几个药片就能一下子解决。要想恢复自然的睡眠功能,必须认真地进行系统的康复工作。因此,必须要树立坚定的信心:"我可以重新建立起健康的生物钟节律。"

二、要充分认识到睡眠-觉醒是自然现象

宇宙之间,稳定是相对的,矛盾是绝对的。睡眠-觉醒是一对矛盾,正如宇宙中的矛盾与对立:阴-阳,正-负,昼-夜,黑暗-光明,静止-运动。重建生物钟也必须遵循矛盾-对立统一的自然规律,依照仿生学原理来刻苦地锻炼。绝对不是花几个钱,买几片药,就可以得到的。

三、睡眠康复系统工程

人们常常问,什么药能治失眠? 这是很普遍的认识误区。作者已经系统地解答了:睡眠这种生来就有的本能,怎么就失去了呢。常言道,冰冻三尺非一日之寒。要解决问题,绝不是靠几片药,而是要从遵循白昼-黑夜,睡

眠-觉醒的自然法则入手。采取一系列的办法来规划生活规律,从人的一生历程中,营造全方位的健康睡眠条件和规则。

四、营造舒适的卧室环境

①保持卧室空气清新。白天要能通风,晚间适当通气。②温度、湿度适宜。卧室适宜的室温是 18℃～20℃,空气湿度在 60%～70%,这样的温度、湿度也有利于床垫本身的卫生状况;适当地利用日光,晾晒床上用品,紫外线消毒。③远离噪声、光污染。布置卧室,最好要小而隔音;装好厚窗帘;夜间保持黑暗,使用夜光钟和夜灯;必要时用夜壶。④良好的睡眠习惯。卧床的高低和软硬度要适中;高枕未必无忧,高度适中的枕头能保证头部和颈部的肌肉得到充分的支撑,获得适当的放松;侧卧需要枕头高一些,仰卧则最好用低枕。

五、建立日光有氧运动

健康睡眠不但是夜间黑暗中睡得香甜,而且早上迅速地觉醒起来有充沛的精力。除了脑力工作,还要有足够的日光照射和体力消耗或运动。

长期靠安眠药物睡眠的人,夜间似睡非睡。白天仍然在药物影响之中,似醒非醒。要想扭转这种恶性循环,必须强调白天在日光下有氧运动,出汗;逐渐锻炼,使肌

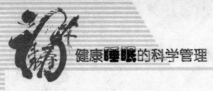

肉发达起来;精神振作起来。有些中老年人,在冬天患有季节性抑郁症,夜间失眠,白天躲在阴暗中,萎靡不振,不想吃什么也不想做什么,对什么都没兴趣。给以"光照治疗",指导阳光有氧运动治疗,就会有明显好转。

六、调节胃肠道功能

饮食调节不良,夜间过饱或饥饿,腹痛或胃痛,都会影响睡眠。消化功能失调,腹泻或便秘,也直接妨碍睡眠。而长期失眠又会影响消化功能。安眠药依赖的人,往往食不知其味,而且发生顽固性便秘。在治疗失眠中,一方面要调节睡眠,同时也要调节饮食,并且用食疗来辅佐药疗。睡眠改善了,消化功能也会改善。

七、生物钟障碍的三级预防和治疗

(1)一级防护:初生婴儿是依靠母亲的松果体,到6个月,自身松果体开始产生少量褪黑素。婴儿的养育中应该注意尽量接受自然阳光,避免灯光,这样便能建立自然的生物钟节律。

接受学校教育以后,生活的规律需要使用灯光管制了。养成良好的睡眠习惯,要从小学生做起。要在少年时期,建立准确的时间观念,在白天抓紧完成当日作业。晚餐定时,不要吃得过饱,晚20时做好睡前准备,21时上床。

从小学到中学,睡眠时间自10小时减到8小时,最重要的是规律性。即使在双休日,节假日也要注意避免夜生活。睡眠的先天节律有个性差别:有的是早睡早起,学习为"早晨型"或"百灵鸟";有的晚睡晚起,学习为"晚间型"或"猫头鹰"。有的天生睡眠多,有的天生睡眠少。这也与睡眠的效率有关。天生睡眠少的人,睡眠效率高,可能是高才生。但是,天生睡眠少对于他本人来说,是优点也是缺点。因为这类型的大脑虽然敏锐,但是神经比较脆弱,容易生病。如果认为睡眠少比睡眠多更为优越,长此以往,就会陷入生物钟障碍。

(2)二级防护:从有睡眠规律紊乱的人群做起。生物钟发生功能性紊乱,经过自身调整,可以恢复自然规律。在这个阶段,应力图保护生物钟,而不是去依赖安眠药。大学生中有许多反映睡眠不好,多数是心理卫生问题。解决办法还是从身心锻炼做起,依靠生理康复,重建自身生物钟节律,而不能应用人工补充褪黑素。参加工作以后,如果在周内不能避免熬夜,务必在周末调整睡眠。从预防角度出发,重视睡眠是十分必要的,偶尔使用安眠药物,不能连续使用。45岁以后,在工作日,不能保证8小时睡眠,务必在双休日,创造良好的睡眠条件,补足睡眠,也可以间断地应用睡眠康宁。在工作日,由于晚睡早起不符合生物钟的规律,使用睡眠康宁也不能达到目的。

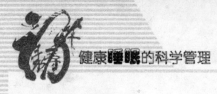
在洲际旅行中，纠正"时差反应"，应用人工褪黑素舌下含化，可以将生物钟倒拨 12 小时，或是拨前 12 小时。

（3）三级防护：是针对已经发生了生物钟障碍的人。这些人有睡眠障碍，排除了脑系科病因，解除了心理障碍，仍然离不开安眠药物。这是因为他们已经发生了安眠药依赖。对于这些人，不可突然撤除安眠药物。他们依赖安眠药，却仍然睡得很差，醒来全身困乏（睡比不睡还累）。因为安眠药物只能麻醉大脑，不能重建生物钟。还需要另外补充舌下含化褪黑素来恢复丘脑睡眠中枢的功能。在这种情况下，只有联合使用睡眠康宁和安眠药物。

许多老年人睡眠减少，质量降低，用安眠药物没有什么效用，反而白日疲惫不堪，迷迷糊糊，不敢活动。所以，他们拒绝安眠药物，只能倚老卖老，过着缺眠的日子。经过健康指导，一旦使用了睡眠康宁，恢复自然睡眠，次日精神焕发，可以多做各种活动，这样到了晚间自然会有思睡感。他们补充了自身缺少的褪黑素，于是找回了自然睡眠。

生物钟障碍的治疗必须严格地遵循仿生学原理，模拟松果体褪黑素节律，恢复生物钟管理密码。前面已说明必须应用舌下含化的速效褪黑素含片。但是，多数人开始不习惯应用这种方法，往往不假思索地用水送下胃里;或是将药片放在舌下,却引出大量口水,不得不吞到胃里。要想达到微量、快速、准确的用药效果,就必须教会他们应用速效舌下含化的详细步骤。还要能够具体地用自我感觉的检验标准来确定操作程序是否准确无误。

八、社会三级预防治疗必须依靠社区医疗

"亚健康状态"是近年来医学界提出的新概念。社区医疗就是要针对这种状态的人们——亚健康人群和白领阶层。其实,日常生活中人们自己可以感觉到"睡眠缺失,疲惫不堪,形体衰老",却不能警觉它的危害。下面,我们就举一些实例来说明:

(1)芝加哥大学在美国《内科学文献》报告:睡眠对中老年人的健康十分关键。A组(每天平均睡眠 5 小时)与 B组(每天平均睡眠 7 小时)相比,5 年内患高血压的风险增加 37%。对于有原发性高血压病史的患者,血压不仅会因睡眠差而继续上升,而且在睡眠中易出现心脑血管意外,甚至猝死。

(2)美国医学期刊《中风》2010 年 6 月刊载:睡眠时间过长或过短都会增加中风的危险。通过 7 年对 9 万多人调查发现,每晚睡眠超过 9 小时比 7 小时的人中风风险增加 60%～70%。每晚睡眠≤6 小时比 7 小时的人中风风险增加 14%。

（3）最近，New Orland 国际中风大会上报告：睡眠缺失患中风几率是正常人的 4.5 倍。纽约州立大学的 Qureshi 博士认为，不良的睡眠会导致脑部血流变异常，睡眠不足者的血管硬化明显，管径变窄，大大增加死亡风险。

（4）失眠与糖尿病：首先，长期睡眠缺失的不良后果导致糖尿病。由于失眠状态使人体应激系统处于不断地激活，于是皮质醇和肾上腺素变得活跃，血糖升高。原有糖尿病患者一旦失眠或睡眠不足，交感神经就会兴奋，导致儿茶酚胺类激素分泌增高，就会使血糖更高。美国耶鲁大学的亨利·克拉尔·雅吉博士等针对睡眠时间对糖尿病影响的课题，调查 1 100 余位中老年人长达 15 年。研究揭示，睡眠不足者患糖尿病的风险几乎是正常睡眠者的 2 倍。同时，前者的胰岛素敏感性降低 40%。

（5）失眠与老年痴呆：英国皇家医院对 200 例痴呆病的研究表明，80% 有 3 年以上失眠病史。其中，失眠者患痴呆的年龄比没有失眠的人提前了 6～10 年。华盛顿大学神经学家霍茨曼通过动物实验，为失眠可致老年痴呆提供了更充分的证据。研究证实，失眠可能增加大脑中的 β 淀粉样蛋白含量。β 淀粉样蛋白在老年人脑中增多，形成破坏性的淀粉样蛋白斑。失眠越久这种斑沉淀越多，最终损害大脑神经中枢和血管，出现反应迟钝、记忆力下降、意识模糊等痴呆症状。

社区医疗的全科医生通过继续教育就能熟练地掌握《健康管理》、《睡眠管理》，他们是最好的宣传员，防疾病于未然；保护慢性病患者，尤其是中老年动脉硬化的突发事件往往使人措手不及。最好的办法还是降低风险几率！不发生或少发生不是更好吗？睡眠学会统计，中老年人中睡眠缺失的人数相当普遍，其中到大医院睡眠门诊就医的只是极少数。最能方便就医，服务周到的，只有社区医疗（包括大部门的卫生所）。他们可以对管辖区的人群施行健康教育和健康促进，通过早诊断、早治疗来提高治愈率，降低病死率。通过规范的治疗和康复来防范各种并发病，降低残疾率，提高出勤率，降低病假率。对于亚健康人群和白领阶层来说，社区医疗的全科医生才是及时雨呀！更何况老年人患病会殃及上班族。延缓衰老，提高老年人的免疫力，才能避免老年人患病，也就解除了上班族的负担。

第七节　褪黑素是维生素还是激素

1958 年，Lerner 医生从 20 000 头牛的松果体中提取松果体素（褪黑素），经化学家 Case 确定其化学分子结构式，命名为褪黑素（医学界公认为"脑黄金"，可改善睡

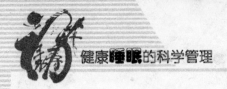

眠）。1958～1993 年的 30 余年间，分子生物学家建立了完整的"生物钟学说"。有了化学分子式以后，在此基础上又研制了放射免疫微量检测褪黑素测定方法。科学家利用这种方法，检测了各种生物，从原始细胞生物——海藻，逐渐升级，以至于高级脊椎动物，共 500 物种。结果证明，所有的物种都有"褪黑素昼夜节律"。这就说明了地球上凡是有生命的物种，无论是动物，还是植物，都有生物钟。生物钟按照太阳升起和降落产生节奏。科学家在物种的体液循环之中，测得褪黑素浓度下降和上升与昼夜相应，形成周期性有节律的波动曲线。不仅如此，科学家更注意到，各个物种的"褪黑素节律曲线"各有特点，这就是说，各有各的生物钟密码。褪黑素就是生物钟的密码钥匙。由此可见，褪黑素是细胞中的生命要素，是细胞维持生命不可或缺的。

1990 年，褪黑素研究之父——Reiter 教授指出，褪黑素对于人体来说，是最强而且最有效的"自由基清除剂（抗氧化剂）"。为什么说它是最有效呢？市场上有各种各样的医用抗氧化剂，但是没有一个能够比得上褪黑素的功效。这些医用抗氧化剂在试管里可以清除自由基，也可以在体外应用；但是，这些"大分子"是异物，轻易不能进入细胞内。褪黑素则不同，自从地球上有了生命，就有褪黑素，它是生物自身产物。细胞上有接受褪黑素的受体,用比喻来说,好比是褪黑素持有特别通行证,它能够自由的进入细胞膜、细胞核膜,从而保护细胞及细胞核内的 DNA 基因。褪黑素不但可以直接地与多种自由基结合,消除其氧化作用,它还可以联合细胞酶,间接地消除自由基。因此,褪黑素能够最有效地阻止自由基杀害脑细胞。

根据褪黑素是自然生命要素,又是最有效的抗氧化剂的原理,我国药物学专家张均田教授引用了 Reiter 教授的倡议,给褪黑素命名为"抗氧化剂睡眠维生素"。褪黑素是市场上畅销的保健食品;又是无须医生处方的助眠良方。所以,人们称褪黑素为维生素是当之无愧的。

早在 1963 年,根据褪黑素的生理作用,确定它为微量化学信使——激素。什么是激素?就是内分泌系统的化学信使。之前,作者用飞行航线来做比喻:内分泌器官之间没有轨道,必须依靠血液循环来运送信使。例如,脑垂体通过激素来指挥多种靶器官。激素又分为三大类:①神经内分泌器官高层协调激素(释放激素)。②脑垂体的指令激素(轴向激素)。③终端激素(执行激素)。

通常,我们在市场上购买的治疗用激素,属于终端激素。例如,泼尼松(强的松)、雌激素、甲状腺素等。这类激素的使用,必须严格地按照医生的指导,切不可滥用。当年,泼尼松开始上市,曾经引发一系列的滥用弊端。泼

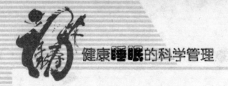

尼松是肾上腺皮质激素,有很强的消炎作用。开始服用有立竿见影的效果。但是,长期服用就产生依赖性,而且有不良反应,引发严重后果。因此,人们一听说激素,就很害怕,不敢轻易使用。本书介绍的褪黑素,属于高层协调激素,已经由医药食品管理的权威部门指定褪黑素为安全保健食品。它不会产生依赖性,没有不良反应。读者可以相信,应用高层协调激素褪黑素与应用终端激素泼尼松,这是两回事,不能相提并论。

褪黑素虽然是保健食品,但是不能像食品那样大量地应用。也不可以像一般维生素那样,甲、乙、丙、丁混合在一起,口服吞下。褪黑素是微量化学信使,一粒药片有效成分 1.5 毫克。褪黑素的合理应用原则是很严格的,只能是晚间睡前应用,而且必须是 99.5% 以上精纯度。应用方法应该符合仿生学原理——舌下含化。而且,应用这样小的剂量,前提是要 100% 吸收,80% 达到脑内,才能使你进入甜蜜的睡眠。所以,要想应用褪黑素,事先需要经过特别详细的指导。应该注意,褪黑素与一般的维生素是有区别的。

褪黑素的用量:一般来说,45 岁以前是生育期,不应当长期使用褪黑素。除非是临时调整"时差"。建议常规用量:45~49 岁,应用 0.5~0.8 毫克;50~59 岁,应用 1~2 毫克;60~79 岁应用 2~3 毫克;80 岁以上 3~5 毫克(最高8毫克)。

除此以外,如果是在IT工作,或是在强光照射下工作(产生大量自由基),要清除自由基,需要另外补充3～5毫克。尤其要注意应用原则是:"缺多少,补多少。"不同年龄、不同地点(如出差,国内旅游,国外旅游)、不同时间场合(如大量消耗、发热、手术),需要补充的药量,都应该分别地调整。所以说,褪黑素的用量是因人、因时、因地,按照具体情况来决定的,不是一成不变的。这样说来,是不是很难掌握? 其实也不难。补充量有一定的范围,在0.5～5毫克,不要过量。每一个人,在应用时自己来摸索:就是从小剂量开始,逐渐调整到最适合的用量(少了达不到助眠,多了次日白天发困)。在此基础上,又可以按照情况的变化,适量地增减。

应用褪黑素,不会像应用安眠药物那样产生"药物依赖性"。你可以每天晚间应用,也可以间断地应用。停止应用后,就没有褪黑素的作用了,你也就得不到它的好处了。长期应用后,没有什么特殊感觉,你会恢复到自然睡眠状态。

几个月、几年连续地应用,身体里会不会积存太多了? 这些顾虑可以打消了。夜间,褪黑素在脑内执行它的任务;白天,血液里的褪黑素在肝脏里分解。当天产生的褪黑素,当天消除掉了,没有任何积累的问题。自1993

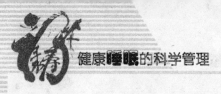

年以来,全世界研究褪黑素的科学家,连续地应用褪黑素,至今已有 18 年了。他们相信,应用褪黑素,可以保持自己的活力直到天年。

第八节　补充褪黑素必须符合仿生学原理

现在,我们已经明白褪黑素是一种什么样的"生命要素"了,也已经明白了灯光会使松果体停止产生褪黑素。到了现代社会,人类发明了各种各样的照明工具,人们正在为自己的"小太阳"而发狂! 同时,人类也为了夺取"一寸光阴一寸金"而付出了生命的代价!

我们的松果体不能按时开工了,我们的松果体在逐渐地"缩身",怎么办? 我们不可能把健康的松果体移植到自己的头颅中来,我们只有用人工合成的方法,从体外补充缺少的褪黑素,怎样补充? 最简单的方法是从嘴里送进去。提到嘴,自然会想到"口服",用水送下食管。其实,另外有一种"舌下含化"。这两种用药方法在体内的运送路线是决然不同的。请看图 9～11。

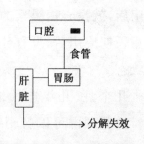

图 9　口服褪黑素示意图

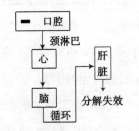

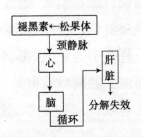

图 10　舌下含化褪黑素示意图　图 11　自然松果体分泌褪黑素示意图

由此可见,图 10 舌下含化的运送路线与图 11 自然松果体分泌的运送路线是近似的。睡眠康宁舌下含化使用方法,是根据仿生学原理,仿照松果体分泌路线研制成功的高科技产品。市场上销售的人工合成褪黑素有两种剂型:一种是口服胶囊或片剂,另一种是速效舌下含化片。2003 年,卫生部批准康龄牌睡眠康宁是我国唯一的速效舌下含化剂型。图 9 显示,口服褪黑素从口腔吞咽→食管→胃肠→肝脏。到了肝脏就被破坏,失效了。除非应用常用量的 25 倍,才能保持有效血药浓度。图 10 显示,舌下含化褪黑素(睡眠康宁)从舌根部吸收→颈淋巴→心脏→脑,完成任务以后,到肝脏内分解失效。图 11 显示,松果体褪黑素分泌→颈静脉→心脏→脑,完成任务以后,到肝脏内分解失效。

现在,我们讲解的褪黑素有三种:松果体产生的褪黑素(简称 Mt);人工合成褪黑素舌下含片(睡眠康宁);人

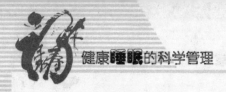

工合成口服褪黑素(简称 Mt 胶囊)。在下面的篇章里,为了避免混淆,三种褪黑素各用其简称。

许多中老年人,都渴望着一种灵丹妙药来帮助他们找回失去的睡眠。但是,一听说睡眠康宁的用法,必须严格地遵照详细的步骤,就放弃了。"太麻烦了!""不如用水送下去,多简单呀!"你要明白,吞服的药,经过曲折的消化道,在胃里与晚间牛奶、中西药物混合,互相干扰,抵消了药效;胃的排空时间较长,药物吸收进入体内循环,至少 1 小时;吸收后第一站就到肝脏——生化大工厂,在这里分解失效了。如此说来,你吞下的微量 Mt 胶囊,就白白地浪费了。

再说,你已经形成了习惯,吃药就扔进嘴里,用水送下。见了药,就想吞服。其实,你做孩子的时候,第一次吞药也是很麻烦呀!经过几次练习,逐步地摸索,入了门就不难了。现在,你需要重新学习,从头开始练习"舌下含化使用方法"。经过几次试验,掌握了步骤,习惯成自然,一点都不难!尤其是,当你能够正确地使用睡眠康宁,就会立竿见影地进入甜蜜的睡眠。那种情景,你一辈子都不会忘记!

也有的人说,舌下含化还不容易,把药放在舌下就是了。他把药片扔在舌下,舌头一动,药片滚出来了,引出腮腺喷射样口水,一下子吞咽下去。他说,药片很快没有

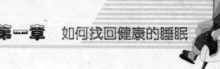

了,不知去哪儿了。

治疗心脑血管药物中,急救速效药物也是用舌下含化制剂。但是,医生只是告诉患者,这些药物是舌下含化,并不介绍使用方法。实际上,医药教科书中并没有讲解舌下含化药物的体内运送路线。本书作者是从医50余年的心血管病主任医师,学科教授。这是根据临床研究,结合了局部解剖生理学,一步一步地探索出来的,具体化为速效舌下含化睡眠康宁的详细步骤。

为了帮助记忆,可以形象地称为"睡眠康宁含化三步曲":第一步,在床上平卧,全身放松,头向后仰(枕头放在颈部)。用小手指将药片推到舌根部,舌系带两旁的小窝中。舌放下,舌尖舔在下牙。闭上眼,安静地等待舌下的口水出来,将药片溶化。当你感觉到一丝甜味(开始溶解),这便是第一个信号,通知你开始"调息运作"。第二步,调息运作,全过程保持口张开(闭嘴产生吞咽)。腹式呼吸,深吸气要细缓而长,运气到丹田,坚持10秒钟(闭眼心里暗数1~10)。"哈"的一声,把气尽量快速呼出,然后,平静休息10秒钟(不呼不吸),再做第二次呼吸。如此,做5次休息一下,做随意呼吸。这时,注意舌下,如果药片没有了,说明100%溶解在口水中了,口水在舌根部吸收,到达脑睡眠中枢,便会引起"打哈欠"。这便是第二个信号,说明你做对了。第三步,继续做调息运作,如果

感觉舌下口水也没有了,说明 100% 吸收了。这便是第三个信号,通知你停止调息运作;你可以翻身,随意呼吸。

强调一定要将头部向后仰,枕头放颈部,为什么?因为这样,舌根部口水可以垂直向下,吸收进入颈淋巴管。不会流出口外。

强调一定要将药片放置在舌根部小窝里,为什么?因为要限制药片在小窝里溶解。小窝里有两种唾液腺开口、颌下腺、舌下腺的唾液,从这里点滴样流出来,将药片溶解。如果不放置在小窝中,舌头一动,药片就会滚出来,到两边,到牙床、舌尖,甚至舌上。这时引发的唾液是喷射状的腮腺液,满布在舌头上面,强迫你吞咽下去,药便浪费了。

强调一定要做深大的"调息运作",为什么?调息是很关键的,有六方面的作用:①使全身肌肉放松。②管制"呼吸-吞咽"的交叉入口(张口呼吸就不会吞咽,闭口不呼吸就会吞咽)。③加速舌根部黏膜吸收,达到褪黑素 100% 效益。④加速淋巴运送,胸腔负压促进肺血循环。⑤调度心脏排血,流向脑部,产生几次"哈欠"。⑥养生功调度。调和气血,疏通经络,循环"小周天"。

褪黑素到达心脏以后,排出的血流向何方?其中有一定的调度原则。我们都知道,饭后血量调运到胃肠;跑百米时血量调运到四肢;而我们现在进行标准的调息运作,能使血量 80% 调运到头部。当你正在运作调息时,就会出现"打哈欠",说明褪黑素随着心脏排出的血流,迅速进入睡眠中枢,于是不自主地打哈欠。

睡眠康宁片要求的张口调息运作,对于会养生功、会游泳的人来说,是很容易得到要领,做起来也不费劲。但是,不少老年人只会闭口做胸式呼吸,需要特别训练,才能自如地做好张口调息运作。需要在白天进行训练,掌握熟练了。晚间睡前,才能全身放松地应用舌下含化法(全身放松是关键)。

舌下含化为什么有的仍然会失败?有的人口水很少,药片不易溶解。药片放在了舌根小窝,舌头放下,全身放松,不知不觉地睡了。起夜时,发现舌下还有残余的药片。解决的办法是:事先含一口水来润一润口腔;然后,将药片切成两个半片,放置到位;标准的药片压得十分坚硬,切成两半,可以从中间溶解,便能达到速溶。同时,还是要注意做调息,才能 100% 吸收。

有的人口水太多,漫到舌上,不得不吞咽。其实,小窝内的唾液是点滴状流出,溶解后做调息,立即在原地吸收,这样的效果类似静脉滴注,5 分钟内到达脑内。深呼吸使舌下的口水神奇地消失,自淋巴管运走了。口水绝对不会漫到舌头上面来的。另外的原因是药片滚出来了,刺激出来腮腺喷射状唾液,于是,满口唾液迫使你不

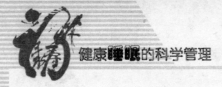

能不吞咽。解决的办法是：用小手指将药片推进小窝中，舌头放松，轻松地做调息运作。口水虽然很多，仍然是积存在舌头下面，随着吸气，口水会神奇地消失。

有的人有义齿，刷牙时义齿去掉了，以致口腔失去造型，药片管理不好。所以，含化时仍然需要义齿来固定药片在舌根部。可以带着义齿入睡。如果一定要拿掉，也是应该在药片100%吸收以后，将义齿取出泡在水中。

有的人有颈椎病，更加需要把头部安放好。用圆柱形枕头放在颈部，头自然会向后仰。三步曲完成以后，可以翻身，将枕头重新调整好。要避免打鼾。

有的人频繁起夜，睡眠效果差。其实，问题在于多次起夜时开灯，强光照射，干扰自身松果体功能。所以，整个夜间一定要保持黑暗。起夜也要用夜明灯，尽量用夜壶，减少干扰。如果起夜以后不能再入睡，可以在1～2时再应用第二次的"睡眠康宁片"。

总之，睡眠康宁是自然的睡眠物质，用它来保护松果体，恢复自然睡眠，必须首先懂得生物钟密码，按照生物钟的自然规律来修复松果体的错码。在应用睡眠康宁的时候，不能简单地认为，这不过是买片药，让我睡着就行了。一定要模仿松果体管理睡眠的生物学规律，纠正错误，回归自然，这就是符合仿生学原理。

第九节　睡眠康宁能否代替安眠药物

睡眠康宁不能代替安眠药物,因为睡眠康宁与安眠药物是两种不同性质的"助眠剂"。

一、安眠药作用于大脑,是镇静麻醉药

安眠药为什么能催眠? 它的作用是什么? 安眠药的作用是抑制大脑细胞,消除大脑兴奋状态,从而解决人们入睡难的问题。大脑不能产生睡眠,但是大脑兴奋起来就会抑制睡眠中枢,诱导失眠。睡眠中枢的位置不在大脑之中,而是位于大脑下一层的下丘脑。入睡困难的人们,在床上仍然是心事重重,胡思乱想。大脑兴奋起来,睡意就被打消了。这时,睡眠中枢被抑制,不能产生睡眠。应用安眠药物就可以取消大脑兴奋,因此解放了睡眠中枢,诱导睡眠。于是,睡意来了,很快进入梦乡。明白了吗? 安眠药不能产生睡眠,只能诱导入睡。

二、睡眠康宁能够启动生理睡眠,没有不良反应

睡眠康宁为什么能助眠? 褪黑素的作用是什么? 它是用来启动睡眠中枢,从而运转体内自动化系统,进行一系列的睡眠生理活动。同时,褪黑素能清除脑内的自由基。它是为松果体"护航"。我们的松果体原来是能够生

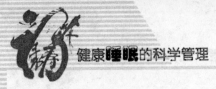

产褪黑素的,为什么还要补充呢? 这是因为,在晚间 20 时以后有强光照射,抑制了松果体,前半夜不能开工生产褪黑素,也不能清除自由基,导致了生物钟节律紊乱。在 45 岁以后,松果体逐渐地陷入衰老进程,人体自身的褪黑素缺少了。要想回归自然,就得补充晚间减少的褪黑素。褪黑素好比是生物钟的密码钥匙,可以产生睡眠。但是,如果你的大脑高度兴奋,睡眠康宁就不能使你入眠。因为,它没有麻醉作用,不能消除大脑兴奋对睡眠中枢的干扰。明白了吗? 褪黑素能产生睡眠生理活动,也能带来睡眠心理;但是,它不能抵制"大脑兴奋性干扰"。

三、安眠药对于失眠的人太有吸引力了

在痛苦的深夜里,辗转不能成眠的人们吞下一粒速效安眠药,麻醉了大脑。一瞬间,苦恼也好,恐惧也好,随之烟消云散。尤其对于高效率、高度紧张工作的人们,只有安眠药可以使你的时间表随意改动。想睡就睡,要睡多久,闹钟叫醒。无论什么时间,什么地点,条件再差,安眠药都可以让你进入梦乡;安眠药是现代社会的产物,就好像雀巢咖啡,不能没有。但是,你要明白,安眠药是镇静麻醉药,它只是让你的大脑停止工作,却不能解决你身体的"透支"问题。

四、安眠药切忌长期使用

一般来说,安眠药不能长期使用,否则会产生如下一

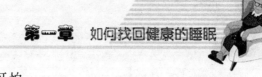

系列的弊端,十分可怕。

(1)耐药性:机体对安眠药产生抵抗反应,于是药效降低,并且减少"熟睡"。固然,停药以后可以恢复。然而,被它吸引者不会停药,而是加大剂量,或多次用药,嗜药成瘾。

(2)依赖性:连续数月长期服用者,产生身体和心理的安眠药依赖性。不能突然戒断。这样的人不能生硬地戒药,要针对中毒程度进行治疗性戒药。

(3)戒断反应:这是停药引起的兴奋、紧张、焦虑、头痛、肌痛、震颤及失眠加重(反跳性失眠),也就是一种慢性中毒的结果。

(4)延续效应和积蓄作用:连续地用安眠药物,会有精神不振、乏力,注意力涣散,以及逆行性遗忘现象。

五、安眠药物禁忌证

内科医生都有一个原则,有一些患者是不能应用安眠药的。主要有如下患者。

(1)肺功能减退患者:由于肺泡氧气交换不良,全身及脑处于低氧或缺氧状态,如果用了安眠药使呼吸减慢,排痰不利,就会进入"肺性脑昏迷"。

(2)喉科患者:禁用安眠药,以免呼吸道梗阻,造成窒息。

(3)有脑血管梗死危险的患者:用了安眠药后掩盖了

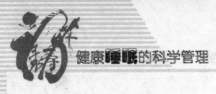
脑部症状,延误抢救时机。

(4)肝肾功能不良的患者:用了安眠药不能正常代谢,而且有可能诱发昏迷。

六、睡眠康宁无不良反应,对老年人没有禁忌证

上述4类患者都可以用睡眠康宁。睡眠康宁的优点是帮助你恢复自然睡眠,消除身体的"透支",维护身体内环境的稳定和平衡。所以,它更像环保卫士,改进你的睡眠质量,消除疲劳,使你醒来全身焕然一新。但是,它要求很好的睡眠环境、时间、心态。这在一日千里的建设高潮中,往往是不可能的。在工作岗位上的人,只能在休息日强迫自己脱离一切干扰,早早上床,彻底放松地应用睡眠康宁,来引领你进入8~10小时的睡眠,赶掉一周的疲劳。如果你是心事重重,摆脱不了,那么睡眠康宁也不能使你入睡。有些人说,睡眠康宁对我不灵。其实,这是因为你不会使用它,就像不会驾驭一匹好马,反而被它摔下。

有些人害怕用安眠药会中毒,就买了睡眠康宁,用它来代替安眠药。这就错了。一位老干部长期失眠,长期在医院取公费氯硝西泮(氯硝安定),出现耐药性。后来,他看了书,害怕自己是安眠药中毒。当天不取安眠药,改用睡眠康宁。第一天是睡了。他就认为睡眠康宁好,坚决戒掉安眠药。但是,他不听劝:安眠药要慢慢地戒掉

他却斩钉截铁地说,不要安眠药,就要睡眠康宁。再过几天后,整夜不能成眠,头痛得厉害,就去自费买安眠的中药。谁知,他又依赖上了。后来才知道,"中药"里掺了西药安眠药。这样,三番五次折腾来折腾去。最后,又返回医院去领取公费的氯硝西泮,走了回头路。

要知道,诸如 20～30 余年的长期失眠者,可以慢慢地减药,但是往往还是要"留尾巴"。成功地戒药,应该从一开始就联合使用睡眠康宁与安眠药。原先是依靠安眠药,虽然入睡了,但不解乏。现在联合用药,安眠药帮助入睡,睡眠康宁保证睡眠质量。这样调整 3～6 个月,自己感到恢复了自然睡眠,心理也恢复自然。白天精神好,加强锻炼和各种日常活动,天黑就有了睡意。到了 21 时就准备上床自然入睡。另一位老人就是成功的例子:她是联合用药,睡好了,就有了充分的自信。在这种状况下,逐渐地减少安眠药物是不难的。后来,由于神经衰弱,加以家庭事多,在每晚睡前含化睡眠康宁后,再含化 1/8 片的咪哒唑仑(多美康、建眠安、咪唑安定)。长此以往,习惯成自然,也就不成问题了。

对于没有依赖安眠药的人,最好远离安眠药,偶尔一用是可以的。中老年人懂得自己的睡眠紊乱属于生物钟障碍,可以正确地使用睡眠康宁来保护自己的松果体。长期失眠者最好是联合应用,结合两者的特点,取长补

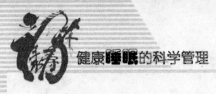

短。更多的老年人,本来用安眠药的效果并不好,又离不开;后来加用了睡眠康宁,就能够睡好;这样继续下去,经过相当的巩固时期,心理不再为了睡眠发愁,心情开阔了,焦虑消失了,就可以自然地逐渐减掉安眠药。一句话:自己是最好的医生,先明白自己,再对症下药。

七、睡眠康宁与安眠药联合使用可以达到互补效应

前面讲述了褪黑素与安眠药是性质完全不同的"助眠制剂",各有各的优点,各有各的不足之处。两者不能互相代替,但是可以联合使用。

(1)洲际旅行或异地睡眠:睡眠康宁可以克服时差,如果在飞机上,你的头脑太兴奋,又因座椅不能完全放松平卧,难以入睡。按照克服时差的用法,分几次应用睡眠康宁,在准备入睡时,含化睡眠康宁以后,再舌下含化地西泮(安定)2.5毫克,就能进入睡眠。要想加强褪黑素的作用,还可以先口服氯苯那敏(扑尔敏)2片,协同增强褪黑素的作用。

(2)生活中难免惊涛骇浪:一旦出了些事,上床心事重重。你一定是担心今夜难以入睡。那么,就准备好:先含化睡眠康宁,100%吸收以后,接着在含化地西泮1片,或咪哒唑仑1/8片,或唑吡坦(思诺思)1/4片。想着含化"三步曲",一会儿你就进入梦乡。请看,安眠药的用量虽然小了,但同样可以奏效。这是因为用药方法改为舌下

含化,效果相当于静脉滴注。与口服法相比较,舌下含化法起效快得多,用药量则小许多。

这只是偶然用一次安眠药。以后,尽量脱离它。不会成瘾。有睡眠康宁保护着,你的睡眠依然健康。

(3)安眠药受害者下决心戒药:长期失眠,只能依靠安眠药物。用了一种,慢慢地产生耐药性,只好不断地加大药量,或者更换品种。如此,换了一种又一种。对于安眠药物依赖性越来越重,药量越来越加大。麻醉药的不良反应越来越明显:夜间似睡非睡,白日里精神恍惚。安眠药中毒患者对什么都没兴趣,心里只想着要找安眠药。

安眠药依赖,好比是走进死胡同,到了尽头只有返回。你需要慎重地考虑:怎样戒断,又不会发生戒断反应。原则是极其缓慢地逐渐减药,这就需要很长一段时间。在此阶段,你还必须保持甜蜜的睡眠。那么,就必须联合使用睡眠康宁。安眠药不能停,再加上睡眠康宁,夜间睡好了,心理负担放下了,白日增加体力活动,生活也正常了。这时,可以开始减药:每次减半片安眠药,加上半片睡眠康宁。

一般来说,戒药时睡眠康宁用药量较大。这是因为患者脑内自由基积存较多,需要用褪黑素来清除自由基。戒断成功了,睡眠康宁也可以减量。

应注意,每次减安眠药后,要稳定一段时间,再做第

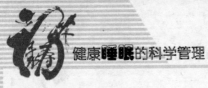

二次减药。最后半片，可以改用舌下含化安眠药，再减到1/4片，再减到1/8片，最后，也可以保留一个"小尾巴"。

第十节　褪黑素的临床应用

1993年召开的"癌症与衰老研究"世界会议，其论文集发表于美国纽约科学年鉴，向全世界公报"生物钟松果体学说"——伟大的科学突破。当年9月，美国食品和药品管理局（FDA）批准人工合成褪黑素作为保健食品正式上市。我国于1996年由卫生部批准上市。当时，批件中只是明确褪黑素为"安全的助眠物质"。其实，药学专家张均田、李经才等都证明了褪黑素具有多种生理功能，为什么只是注册它的睡眠功能呢？为什么褪黑素注册为保健品而不是药品呢？

松果体"要素"——褪黑素，是由分子生物学家发现的。这些科学家做了50余年的研究。他们认为，这是欧美亚各国科学家的科研成果，不属于个人专利。褪黑素又是十分安全，可以作为价廉物美的保健品。这样，既可以改善人们的睡眠，不需要医生处方；又可以立即进入市场，睡眠保健，延缓衰老，造福全人类。不幸的是：医药开发商对此不感兴趣，因为没有专利，不能制药来发大财。结果，没有人再来投资做临床试验。没有Ⅲ期临床检验，也就得不到卫生部门的药品批号,不能作为药品进入医院的药房。结果不能属于公费医疗报销范围。但是,请你想一想,即使去做Ⅲ期临床也要再等25～35年,那么20世纪90年代的中老年人,包括你我,都无缘享受褪黑素的好处了!

当然,褪黑素的生理研究都是在实验鼠上做实验的。生物钟学说的论著来自于分子生物学家。当今医学教科书上,关于松果体的讲解仍然是一片空白。可喜的是,近十年来,在美国国家卫生研究院(NIH),以及瑞士、意大利、澳大利亚、以色列的研究机构中,人体试验探索仍在进行;社会上,人群应用结果是十分令人欣慰的。

一、睡眠医学和延缓老龄化

应用褪黑素来拨回生物钟的昼夜节律,在洲际旅行中可以调节时差。在45岁以后的中老年人,褪黑素可以纠正生物钟障碍所致的睡眠问题,包括入睡难、起夜醒、睡眠缺失、疲劳综合征等。褪黑素改善睡眠的作用与安眠药物的作用是不相同的,安眠药消除大脑的兴奋状态,从而释放了生物钟睡眠生理活动(在一些生物钟已经老化的人,安眠药就无效了)。褪黑素是直接作用于下丘脑睡眠起搏器及睡眠中枢,从而恢复睡眠生理活动。褪黑素又能有效地清除自由基,从而保护松果体,防止生物钟老化。但是,褪黑素不能代替安眠药物。对于已经依赖

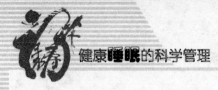

安眠药物者,可以联合使用褪黑素,调整睡眠规律以后,再逐渐缓慢地撤退安眠药物,恢复自然睡眠。

轻度认知损害(MCI)是阿尔茨海默病(AD)的超早期,具有发展到阿尔茨海默病的危险,近年来受到关注。与对照组比较,应用褪黑素治疗以后,除了睡眠改善外,还有多项认知指标(词语即刻、延迟记忆、2分钟词语延迟保持率、数字符号等)有明显改善。

(1)老年抑郁症的干预:老龄情绪障碍的住院患者,经检验发现其褪黑素夜间血浆浓度曲线有明显的时相缩短,幅度降低。应用褪黑素1、3、6个月后,焦虑自评量表(SAS)和抑郁自评量表(SDS)的均值逐步下降,而且与对照组比较,有统计学显著性差异。这种患者一般有睡眠障碍,用了褪黑素可以改善睡眠。

(2)糖尿病并发症的干预:中老年出现的代谢综合征,如2型糖尿病难免有并发症,如末梢神经炎、眼视网膜出血、色素细胞凋亡、黄斑变性及白内障。患者经诊断后严格控制饮食,给予正规治疗,复查空腹血糖在7~8毫摩/升。这时,医生认为已经达到治疗标准,但是仍然不能防止并发症。如果指导患者在上述方案基础上增加了每晚睡前含服褪黑素,空腹血糖可以下降至正常范围。追踪观察,上述并发症有所改善,或停止发展。

(3)生殖器退行性病变的干预:临床报告,42~62岁妇女闭经后综合征,按照唾液褪黑素检测分为高、中、低三组。晚间补充人工褪黑素,对于低量组具有显著提高甲状腺 T_4 的效果。对于 42～49 岁组,其中有的在闭经 1～2 年后又出现正常月经。对于 52～62 岁组则不见此效果。不过,褪黑素治疗,对于两组中的多数都能消除自主神经系统紊乱症状,情绪明显改善,清晨抑郁现象消失。许多妇女报告发热潮红、心悸、睡程、睡眠质量都有好转。对于男性前列腺增生,体外补充褪黑素可有改善作用,如减少夜尿、尿频现象,测量前列腺变为正常范围。

(4)癌症治疗中的辅助作用:手术后放疗、化疗中产生大量自由基,合并使用褪黑素,可以有效地清除自由基,减轻放疗、化疗的严重副作用;褪黑素促使脑内释放内啡肽,镇痛又有欣快感,从而使患者能够入睡,可以耐受治疗,完成疗程。疗程之间的白细胞计数迅速恢复正常。在癌症转移的肿瘤免疫治疗中合并使用褪黑素10～40 毫克可以提高疗效,使瘤体缩小,寿命延长。

目前,虽然已有确凿的科学研究证明褪黑素对于多种老年退行性疾病有良好的医疗前景,但是由于没有进入医院,仍然不能作为医疗药品。1993 年,申请作为保健品上市的根据,只是报告有上千名洲际飞行员应用褪黑素来"倒时差",可以迅速入睡,效果良好。所以,产品说明之中只是叙述褪黑素的助眠功能。而且,根据药品法,

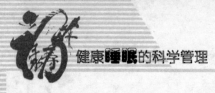
不允许按照治疗用药来做商品销售。

褪黑素应用于临床，需要医生的指导。举例来说，一位 60 岁妇女咨询道："我有冠心病，心房颤动，夜间不能成眠，非常痛苦。我可以含化睡眠康宁吗?"答："可以，褪黑素不但可以帮助睡眠，而且能稳定心律，因为它能提高'心肌电稳定性'，调节血压，降低血黏稠度，可以用来配合冠心病治疗。"问："我每晚要服很多治疗心脏病的西药和中药，再用睡眠康宁会不会有干扰?"答："不会干扰口服用药。请注意，睡眠康宁是舌下含化，走的是另外一条路线。"

睡眠缺失是诱发疾病的重要原因之一。从高危急症诱因的病历统计中，可以看到："熬夜失眠"的几率极高；睡眠缺失以后出现感冒、肺炎、诱发心脏猝死、高血压危象、心绞痛以致心肌梗死是常见的。睡眠障碍又是许多疾病产生的潜在原因。例如，导致糖代谢降低，诱发 2 型糖尿病；神经失调，发展为神经功能紊乱；内分泌失调，发展为提前衰老；免疫调节失控，发展为癌播散。

松果体与胸腺是相关的内分泌腺，在胚胎时期，松果体与胸腺有共同的神经血管。中年以后，松果体与胸腺相应地衰退。动物实验将青年鼠的松果体移植到年老鼠的胸腺中，结果年轻松果体可以存活，胸腺返老还童；因此，体外补充褪黑素既能加强松果体，同时也加强了胸腺。体外补充褪黑素后,测验血液中的免疫因子 T 细胞数量升高。许多中老年人的免疫功能降低了,到了冬季,感冒、肺炎往往发生 6～7 次。对比之下,作者已是 80 岁高龄,连续应用睡眠康宁 12 年来,从未因感冒而病倒,这是多么大的反差呀!

二、褪黑素的临床适应证

褪黑素是保健品,可以起到辅助治疗作用。但是,褪黑素不能代替药物治疗。

褪黑色的适应人群:一般是 45 岁以后的中老年人、更年期妇女。其适应证如下。

(1)生物钟障碍:原来睡眠良好,到了老年睡眠质量减退,表现为睡眠时间缩短,入睡轻,起夜多,梦多,晨起仍然疲乏,午觉增多。

(2)洲际旅行者:针对时差,可临时调整睡眠。

(3)延缓白内障晶状体混浊:需手术者,避免以后玻璃体混浊。

(4)代谢综合征:改善糖、脂肪的代谢。

(5)预防 2 型糖尿病的并发症:视网膜黄斑病变。

(6)老年性收缩期血压忽高忽低、心律失常:褪黑素可调整血压,增强心肌电稳定。

(7)女性更年期综合征:40 岁左右的女性患者卵巢功能由盛到衰时出现经血失调——直到闭经,自主神经系

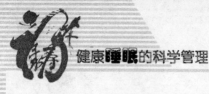

统紊乱——心烦易怒;新陈代谢停滞——皮肤粗糙;生殖系统萎缩——阴冷(性功能停滞)、性冷淡等。雌激素降低还会影响钙吸收,造成骨质疏松等。

(8)男性前列腺肥大:褪黑素对肾气不固、腰酸膝软的男性前列腺炎、前列腺肥大增生导致的尿频、尿急、排尿困难等前列腺功能障碍具有明显效果。

(9)改善血液黏稠度:增强血液循环,预防心脏病、高血压、低血压和中风等。

(10)调节老年免疫功能障碍:补充元气,抗疲劳、增强体力,调节管理身体内其他激素的分泌,提高性功能,改善阳痿、早泄、不举等性功能障碍。

(11)癌症手术、放疗、化疗:应用大剂量(10～40倍常规剂量)配合治疗,可以保驾度过治疗反应。

(12)各种老化疾病:如老年抑郁症、老年痴呆症初期、帕金森病早期。

但是,如下人群不适应:儿童、青少年、生殖期妇女,以及准备夜间驾驶汽车者(尤其是长途);自身免疫性疾病(褪黑素促进淋巴增殖、促进自身抗体);安眠药物依赖者;长期应用安眠药物成瘾者,类似吸毒,停药有撤退反应,不能突然停药;尤其安眠药耐药者,用量不断加大,进入恶性循环。

睡眠康宁不能代替安眠药物,只能联合用药。加用睡眠康宁,可以改善睡眠质量,使第二天醒来,去除疲劳感,使病人积极地参加体育活动。不再加大安眠药用量,从而阻断恶性循环,进入良性循环。经几个月后,在医生指导下,极其缓慢地减少安眠药物用量。成瘾者容易戒了又反复,所以不能操之过急。尤其需要长期用睡眠康宁巩固。

三、褪黑素的应用剂型

褪黑素剂型有多种,主要有如下几种。

(1)生物制剂:即动物松果体提取物。现已废除应用,因为生物制剂可能携带病毒(如疯牛病);另外,提取物内蛋白质可发生过敏现象。

(2)鼻腔内滴剂:应用褪黑素 1.7 毫克可以产生助眠作用。

(3)舌下速溶含化片(精纯):用 0.5～3 毫克,溶解 5 分钟后即可见效。

(4)吞服用胶囊或片剂(混合物):服后 1～3 小时入睡,75 毫克可以保持血液浓度达到 7 小时睡眠效应。但是,2.5 毫克,5 毫克,10 毫克,15 毫克,30 毫克口服以后,从睡眠多导图上看不到"熟睡相"。

请注意,各种剂型都有一定的体内运行路线。鼻腔内滴剂与舌下含化片相似,两者都是自局部黏膜吸收,进入颈淋巴→上腔静脉→心脏→脑,作用完毕,余量在 24

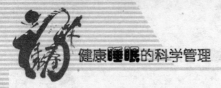

小时内回到肝脏后分解失效。这运行路线与松果体的褪黑素是基本上类似的。褪黑素自松果体分泌→颈静脉→心脏→脑,作用完毕,余量在 24 小时内回到肝脏后分解失效。口服制剂的路线完全不同了:自口腔进入食管、胃、肠,经黏膜吸收以后进入门静脉→肝脏分解失效。褪黑素被吸收以后,第一站就到了肝脏,立即分解失效了。除非应用剂量超过了肝脏的分解量,这时未被分解的褪黑素可以回到心脏,再到脑和全身。但是,这条路线是违反仿生学原理的。不但作用时间大大推迟,而且因为剂量大而产生延迟效应,次日仍然嗜睡,反应迟钝。有些老年人反映可以有午睡了。其实,褪黑素的仿生学作用,是使你在夜间甜蜜地熟睡,次晨全身焕然一新。只要白天精力充沛,午间稍事休息而不需要熟睡。

四、临床应用剂量

1993 年,国际延寿基金会建议使用剂量:①60 岁以后,每晚 3～9 毫克。②抗癌应用大剂量,每日 40～50 毫克。

当时,市场上都是口服剂型,应用十年后的反应是对于失眠没有什么效果。2003 年,我国卫生部批准速效舌下含片——睡眠康宁。按照仿生学原理,如能准确无误地使用睡眠康宁,可以达到类似静脉滴注的效果。

使用剂量建议从最小剂量开始。睡眠康宁的应用原则是缺多少，补多少。具体应用剂量是因人、因时、因地来调整的。第一次应用可以从小剂量开始，0.7～1毫克可以助眠入睡。有的人自身缺乏量多，应用半片就感到不够了，那么就要以小剂量增加。因为个体差异，每个人的情况不同。你究竟缺多少？补多少？只能以小量增加的办法，来摸索自己的适合用量。用对了，晚间自然入睡，白天精神饱满。如果是用量超过了，次日会感到仍然发困。那么，到了晚间就要减少半片。有的人开始摸索时没有经验，认为晚间虽然睡了，第二天仍然感到迷迷糊糊。那么就先停1～2天，再从小量开始应用，就感觉很好。有了经验，就会逐渐掌握使用方法。其实并不复杂，就像司机每天开车驾驶一样。作者本人80岁，每晚用睡眠康宁，连续12年，感觉就像恢复了自然睡眠，身体状态也保持在68岁（年龄时钟倒转了12年）。

不同的年龄阶段，对于褪黑素的需求是不同的。小儿、青年人，以及45岁以前的中年人、生育期妇女，都是禁忌应用褪黑素的。有些人，尤其是50岁以前，只适合于间断地使用小剂量睡眠康宁；60岁以后适合于连续地使用，可以延缓衰老症状。总的来说，每晚用量的范围是：助眠0.5～5毫克，消除自由基1～5毫克。同一个人，如果原来应用量是每晚1.5毫克，因为换地方入睡可能需要加到3毫克。同一个人，一旦生病发热或手术，也

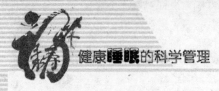

需要加量。

平日里,40 岁成人的松果体,每晚供给血液循环的褪黑素总量是 3 毫克。但是请注意,松果体的产量远超过 3 毫克。松果体产生的褪黑素,首先要清除脑内自由基,余下的方才分泌到血液中去。我们来做一道数学题:已知松果体分泌量为 3 毫克,一般用于清除自由基消耗 5 毫克。那么,正常松果体产量＝3 毫克＋5 毫克＝8 毫克。现在,患者的自身褪黑素减少了(自身褪黑素产生从 8 毫克降至 5 毫克)。那么,应该补充多少呢?让患者自己从小剂量开始,试验适合的助眠量为 3 毫克。患者实际助眠量(3 毫克)＝正常松果体总产量(8 毫克)－自身褪黑素(5 毫克)。

如果是一夜通明,用脑过度,需要清除脑内自由基,还要临时额外增加 1～5 毫克。实际补充量＝助眠量＋清除过多自由基量＝3 毫克＋2～5 毫克＝5～8 毫克。

五、药物相互作用(配伍禁忌)

褪黑素与药物之间有协同作用:①褪黑素与氯苯那敏(扑尔敏)有协同作用,合用后沉睡增加,氯苯那敏还有抗组胺作用。但氯苯那敏不能连续地应用。②维生素 E 与褪黑素有联合消除自由基作用。③氯丙嗪增强褪黑素的助眠作用。

褪黑素与药物之间有拮抗作用:①阿司匹林、吲哚美辛(消炎痛)与褪黑素作用相对抗;应在早晨用。②β肾上腺能阻滞药与褪黑素作用相对抗;也应在早晨用。

此外,褪黑素对大脑没有抑制作用。如果大脑兴奋,需要联合使用镇静药(安眠药物)。

六、褪黑素没有不良反应

褪黑素是生物自身产生的生命要素,褪黑素与人体有极大的亲和力。舌下含化睡眠康宁,目的是使褪黑素100%自口腔黏膜吸收,迅速到达脑内。褪黑素作为微量信使到达靶细胞,细胞受体立即接受褪黑素。这标志着褪黑素有特别通行证,不但进入细胞膜,还能进入细胞核内。有充分的证据足以说明,褪黑素没有不良反应。荷兰1 400位志愿者,每天口服75毫克褪黑素,持续长达4年。没有一个人发生药物不良反应,只是白昼瞬间打盹。

固然,应用褪黑素不存在不良反应问题,但绝不是意味着可以滥用褪黑素。褪黑素属于高层次的"神经内分泌激素",它之所以能保护人体,必须是遵循仿生学原理。换句话说,应用人工补充褪黑素时,必须模拟松果体固有的控制密码,其中有深奥的生物钟理论为根据。既然是需要按照仿生学原理,就应该本着"缺多少,补多少"的准则,因人、因时、因地而调整用量。

应用睡眠康宁是速效的,类似静脉滴注的效果。青年人应用它,就会产生一过性头痛、胃痛。这是为什么?

因为青年人的松果体有很强的生产能力。加用了人工补充褪黑素，就会突然停止自身生产。车间（夜间是松果体细胞，白天是嗜铬细胞）突然停工，大量原料——5-羟色胺（血清素）进入血液。肾脏一时来不及排泄，于是5-羟色胺引起一过性头痛、胃痛。在另一种情况下，前面引证1 400位志愿者并未有此现象，又是为什么呢？这是因为，老年人以口服的方法吞咽75毫克褪黑素，吸收很慢，而且大部分立即到达肝脏内分解失效了。即使有少量褪黑素原料——5-羟色胺进入血液，也是随时出现，随时自肾脏排泄了，不会发生突发性影响。你也许会问，口服75毫克难道不会影响胃肠道"车间"的褪黑素生产么？本来夜间胃肠道是停止工作的，所以也不会出现胃肠道5-羟色胺代谢问题。

自身免疫病，如类风湿关节病、红斑狼疮，需要在医生指导下长期应用终端激素。这种治疗要始终在医生的监护之下，防备激素产生的不良反应。这些患者生活得很苦，如能正确地使用睡眠康宁，可以使日子好过一些。因为，终端激素依赖后会导致失眠。睡眠康宁可以改善其睡眠，减少疼痛（褪黑素能诱导内啡肽来止痛）。研究报告显示，合理地联合应用褪黑素与终端激素，还可以减少终端激素的负面作用。当然，这类患者必须依靠医生指导使用。

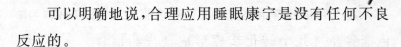

可以明确地说,合理应用睡眠康宁是没有任何不良反应的。

七、人工合成的褪黑素是否可以替代天然的褪黑素

答案是肯定的。人工合成的褪黑素分子结构与天然褪黑素的分子结构丝毫不差。关键是制剂必须纯净,没有杂质。褪黑素分子式 $C_{13}H_{16}N_2O_2$,褪黑素分子结构 N-乙酰基-5-甲氧基色胺。

科学家证明,褪黑素在动物体内的生物合成原料,是食物中的色氨酸。在胃肠道嗜铬细胞中经过一系列的酶促反应,产生褪黑素。同样,可以由专业的生产线来人工合成褪黑素。

(1)睡眠康宁片的有效成分:睡眠康宁含片的有效成分是高度纯净的褪黑素,经过鉴定,纯度高于 99.5％。另外,制剂中有速溶的甘露醇、乳糖、羟丙基纤维素。当然,也有含片必需的辅型剂。请注意,睡眠康宁含片是特殊研制的舌下含化片,与市场上销售的口服褪黑素剂型是不相同的。

(2)制剂内褪黑素来源:睡眠康宁制剂内的褪黑素,是在现代高科技制药的一体制生产线上人工化学合成的。合成褪黑素的分子式就是天然的褪黑素分子式。因为合成的纯度极高,达到 99.5％以上。所以,人工合成的褪黑素与天然的褪黑素并没有什么不同。

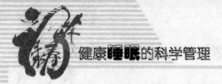
人工合成褪黑素是按照生物细胞内合成的原理,由色氨酸经过几个转化步骤形成褪黑素前体——5-羟色胺,再转化为褪黑素。人工合成应用的也就是生产这种氨基酸的原料。

(3)为何不用生物制剂:最初,科学家用移植动物的松果体来代替老化的松果体。以后,也曾制作生物制剂——牛松果体提取物。但是,由于以下原因,生物制剂已被废除了。①生物制剂内含血成分和蛋白质,可以引发过敏反应。②生物制剂内可能携带病毒(如疯牛病毒)。③已有发生剥脱性皮炎的报告。

第十一节　睡眠康宁实用问答

1. 应用褪黑素每晚 1.5～3 毫克就能使老年人找回健康的睡眠;还能延缓衰老,使人类有可能回到 120 岁的自然寿命吗?

这可不是天方夜谭,是有理论和实验根据的。

理论根据:《松果体生理功能的研究》已经过 40 年论证。1993 年,《世界衰老与癌症医学研究大会科学公报》宣布了生物钟学说的建立。要知道,生物钟好比是机体内的自动化信息系统,褪黑素是这个系统的微量信使。因此,应用极小的药量就可以将系统启动,好像是利用一

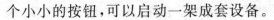

个小小的按钮,可以启动一架成套设备。

实践体现:作者本人是 81 岁的老医生。由于常年操劳,身体透支,过了 60 岁就显著地衰老了,彻夜不能入睡,捱钟点等天明。这种失眠就是由于生物钟障碍。自从 1996 年应用舌下含化褪黑素(睡眠康宁),就再也不发愁夜间睡不着了。每晚睡前含化睡眠康宁,连续 14 年,没有任何不良反应,却得到了甜蜜的睡眠,享受健康,保持在 60 岁状态,没有进一步衰老。同样,作者在临床观察了 3 000 余人的生物钟障碍病例,深入指导,应用舌下含化睡眠康宁找回健康睡眠。

2. 舌下有两个小窝吗? 我怎么找不到小凹窝?

舌下含片定位——怎样找到舌根部的小凹窝:用药前,先找到小凹窝的位置。将右手握拳(将 2、3、4 指贴在右嘴角外面颊上)。然后,伸出小指,直伸到舌头下面的舌根部,触到舌系带。这时,便能够感觉到系带两边各有一个小凹窝。

怎样才能将药片安置在舌根部小凹窝内:平卧在床上,去掉枕头,这样才能使头向后仰,张口,这时口是朝向天花板的。开始将药片放到舌下,但是还没有安置到位。再用右手握拳,伸出小指,将药片推到舌系带旁边的小凹窝内,收回小指。这时药片稳定地安置在小凹窝内了,不会滚动。然后,舌头放松,舌尖轻轻地放在下牙就行了。

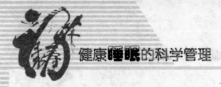

3. 我是按照说明放在舌下含化，但由于口水太多，只能下咽，怎么办？

先说说口水很多的问题：口水（唾液）来源有两个方面，一方面是腮腺；另一方面是颌下腺和舌下腺。要知道，腮腺在耳下，导管口开在两腮。腮腺的唾液是大量地分泌，呈喷射样达到舌上面（就好比吃糖后的口水），这就是你说的"口水太多"的原因。这时只能吞咽，否则会引起呛咳。所以，应用舌下含片，一定要避免刺激腮腺。如果你把药片随便地放在舌下，它就会滚动到舌头两边，或是舌尖，于是刺激了腮腺，喷射出大量的口水。

再说明一下，如何解决口水多的问题：唾液分泌的第二部位是在舌下，这里有较小的颌下腺和舌下腺，有纤细的导管，开在舌下小凹窝。当药片刺激到小凹窝壁时，就会引出点滴样的唾液分泌（注意：口水在舌下，口水绝不会到舌头上面来）。

睡眠康宁含片的正确用法：将药片准确地放在舌下系带的两旁（舌下小窝），药片碰到小窝壁就会刺激这里的唾液腺，口水是点滴样出来（不会很多）。口水将含片溶解后（感到一丝甜味），张口做深大调息，口水会神速地吸收，从淋巴管道进入血液循环。当睡眠康宁全部溶化在口水中，又达到100%吸收以后，你就可以随便改变体位了，也可以吞咽了。如果睡眠康宁没有100%地吸收，就不能起到充分的效果。睡眠康宁如果随口水吞咽进入消化道,立即被肝脏分解,这就不起作用了,但也没有不良后果,只是需要重新含药。

4. 你说了舌下含化方法的优越性,是很动听。但是,太麻烦啦!平时我吃药,想都不用想,一瞬间就吞咽了。现在,要准确地做好"三步曲",怕做得不对,就会紧张起来。本来挺困的,一紧张,反而睡不着。为什么?

因为舌下含化法属于仿生学的高科技服药方法,需要认真地、按步骤、准确地、一步一步地做好,才能达到最高效应。只要你进行训练,熟练了,习惯成自然,就不感觉麻烦了。比如你学自行车,开始难,会了就不难。又如你学电脑,开始感到头绪很多,麻烦;学会了,就能运用自如,速度自然快起来。想一想,在你第一次吞咽药片时,也很难呀!当你掌握了呼吸与吞咽的调控,憋住气,马上咽,就行了。现在,反过来:要你不吞咽,而是张开口,慢慢地腹式呼吸。那么,你既然要改变方式,就需要先进行训练:在白天,坐在沙发上,空口(不用药)来做"三步曲"。反复地练习,直到熟练,运用自如,全身放松,完全不紧张才行。到了晚上,你上床平卧,按照"三步曲"来应用睡眠康宁,心中有数,就能做到全身完完全全地放松,药片也能够达到迅速溶化,迅速吸收,然后你会多次打哈欠。如果做法正确,5分钟内有甜味,30分钟内100％吸收,就会

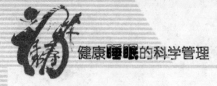

不由自主地打起哈欠（这是褪黑素达到睡眠中枢的信号）。然后，自然而然地入睡。

当然，对于初学含化的人，同时用 2 片恐怕管不好。可以先用 1 片，100％吸收以后，再用 1 片；或是先用 1 片，睡了以后起夜时，再用第二片。

5. 调息运作很重要吗？ 不做不行吗？

"调息"是一种训练功夫，用意念来调控"呼"和"吸"，产生一些信息来梳理神经-肌肉和血液循环。所以，调息是很关键的，它具有如下六方面的作用：①使全身肌肉放松。②管制"呼吸-吞咽"的交叉入口（张口呼吸就不会吞咽，闭口不呼吸就会吞咽）。③加速舌根部黏膜吸收，达到褪黑素 100％效益。④加速淋巴运送，胸腔负压促进肺血循环。⑤调度心脏排血，流向脑部，产生几次"哈欠"。⑥气息调度，调和气血，疏通经络，循环小周天。

我们用睡眠康宁的目的是要它在脑内起作用，必须尽快地使微量信使快速到达目的地。褪黑素到达心脏以后，排出的血流向何方？ 其中有一定的调度原则。我们都知道，饭后血量调运到胃肠；跑百米时血量调运到四肢；而我们现在进行标准的调息运作，能使血量 80％调运到头部。当你正在运作调息时，就会出现"打哈欠"，说明褪黑素随着心脏排出的血流，迅速进入睡眠中枢，于是不自主地"打哈欠"。

睡眠康宁片要求的张口调息运作,对于会养生功、会游泳的人来说,是很容易得到要领,做起来也不费劲。但是,不少老年人只会闭口做胸式呼吸,需要特别训练,才能自如地做好张口调息运作。需要在白天进行训练,掌握熟练了。晚间睡前,才能全身放松地应用舌下含化法。对于高龄老人,肺活量已经很低,吸气以后,不能运气10秒钟,那也不要勉强。只要全身放松,慢慢地细细地吸气,膈肌下沉,腹部凸起,继之以"哈"一声,快速呼气,就可以了。

6. 你说含化康宁片,调息半小时,就会完全吸收,可以入睡。我就是将药片放在舌下,马上不断地呼吸,坚持半小时呼吸,实在累得不行。结果还是不能入睡呀! 怎么办?

安放含片以后,不是马上做调息。要等到舌下感到一丝甜味。这甜味代表一个信号——含片开始溶化了!等待时间因人而异:一般需要5分钟,也可能更长一些。如果将含片掰成1/2片或1/4片,溶解会快一些。口水少的人,溶解会慢一些。当甜味信号呈现时,你可以开始做调息。注意,调息运动是类似养生功的操练,不是普通的用力呼吸。调息对了,不应该感到累得不行,相反应该达到全身放松,飘飘然云游起来,引出"哈欠"。每做调息5次,要休息一下。随便呼吸后,再做调息5次。如此5

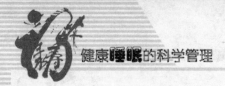

次为一轮,半小时内一般可以做 5 轮调息,出现多次"哈欠"。究竟需要做几轮?因人而异,根据信号——舌下没有甜的口水了,说明溶化在口水中的褪黑素 100％吸收了。如此,打哈欠以后会有睡意。

7. 使用含片时,我的困难是口水少。放在舌下很久不化,有时一觉醒来,药片仍在舌下。怎么办?

这是因为唾液腺没有将口水分泌出来。可以试试以下办法。

(1)放置含片前先喝一点水,湿润口腔,舌下留一点水。放入含片后,这点水会溶化含片,产生甜味,引出更多唾液(掰成 1/2 或 1/4 含片,容易溶解)。

(2)放置含片前,用舌头舔蹭上牙和下牙表面,就会有口水出来。这是"以舌洗牙",是古代传下来的方法。这样反复地练"以舌洗牙",直到口水出的够多了,再将含片放置在舌下小窝。

(3)注意放置含片一定要到位,药片放在舌下以后,还要用小指深入舌下,将药片推到舌系带两旁小窝,继续推进直到药片碰到黏膜后壁。这时后壁上的唾液腺受到刺激,便立即分泌唾液。

(4)如果仍然没有唾液出来,恐怕是有病了。例如,干燥综合征、精神性尿崩症等。需要到医院检查是什么问题。

8.我和老伴在睡前都用睡眠康宁,我俩用的效果很不相同。我把含片掰开,放在小窝含化 5 分钟,就有甜味出来,调息大约每次 20 秒钟,调息 5 次,做一轮,口水就完全吸收了。而且,我做深吸到丹田,再运气坚持 10 秒钟,就会引出"哈欠"。而老伴就不同了,他含化后感觉不出甜味。只好每次等待 10 分钟,然后开始调息。他的气短,每次最多 5 秒钟,往往还要少。做 2 轮以后,会有"哈欠"。做 5 轮后口水完全吸收,做调息一般要半小时左右。这是为什么呢?

你说的很对。含化"三步曲"所需时间,人与人之间的差异是很大的。首先,你的唾液腺分泌反应迅速,口水很多,含片溶化快。你老伴的口干,也许含片放置还不够到位,需要时间就长一些。其次,调息效果不同:因为每个人的呼吸运动强弱,肺功能大小,肺循环阻力高低不同。如果你老伴有过肺结核、老年慢性气管炎、肺气肿,肺循环就会减慢,褪黑素进入脑内的时间就会延长。因此,需要更长时间才会出现"哈欠"。

9.半夜里,1～2 时起夜后,再也不能入睡,怎么办?

(1)1～2 时是时辰的子时,这时的睡眠是最重要的。一定要保证再次沉睡。

(2)夜间要保持黑暗,用夜明灯,不去厕所,在卧室中用夜壶。

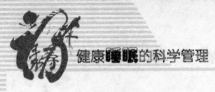

(3)可再次含服两个半片睡眠康宁。

第二次含化，仍然要注意做好调息运动，使褪黑素100％吸收，达到脑内。这时会出现"哈欠"，感到睡意，自然会入睡。

10. 凌晨4时醒来，再也不能入睡，怎么办？

4时已进入松果体密码曲线下降时相，不能再增加睡眠康宁。这时，你应该在床上做腹部按摩。腹部肠道开始工作，有利于早上排便。还可以做床上操练、睡眠按摩、312穴位按摩等。

11. 凌晨4时以后禁止应用睡眠康宁，这是为什么？

4时以后，松果体逐渐地进入停工状态。按照仿生学原理，不能违反原来的规律。所以，不可以再补充大剂量人工褪黑素。不过，肠道神经嗜铬细胞可以分泌少量褪黑素。所以，往往是在腹部按摩之后，还可以再睡一个回笼觉。

12. 睡眠康宁能不能和安眠药物联合使用？

首先你要明白，睡眠康宁与安眠药是两种完全不同的睡眠物质。两者各有各的作用，不能互相代替，但是可以联合使用。

应用睡眠康宁，需要按照保健原则来修养训练，从而找回健康的睡眠，恢复自然的睡眠。睡眠康宁适合于老年人（50岁以上）。在合理的生活规律中，可以每晚应用睡眠康宁，效果日益巩固。45～50岁的人还在忙碌的工作中,对于他们的失眠问题,除了针对病因治疗以外,可以在双休日应用一次睡眠康宁,来保证这一晚甜蜜安稳的睡眠,借以恢复一周的"透支"。

安眠药可以用于任何年龄、任何时间、任何地点,十分方便。所以,安眠药有很大的吸引力。然而,如连续应用3天以后,绝大多数的安眠药会形成依赖性。长期应用安眠药的人们,苦于它的耐药性、不良反应,渴望脱离安眠药。有的人坚决停用安眠药,想用睡眠康宁来代替。这样必定会失败的。要知道,这是戒除"药瘾",是需要请教睡眠医生的另外一个问题。我劝告安眠药依赖者,不要再增加安眠药量,也不要求助于其他强力安眠药。因为,这是一个无底洞! 解决的办法,除了病因治疗以外,可以将原来依赖的安眠药与睡眠康宁联合应用,达到安眠状态以后,再以极大的耐心,逐步地撤掉安眠药。

睡眠康宁和安眠药联合用药。夜间先不撤安眠药,再加上睡眠康宁的作用,就会感到睡得很踏实。夜间黑暗中睡好了,白天阳光下增加体力运动。稳定了再开始逐步减少安眠药量。最后达到停用安眠药,依靠睡眠康宁来恢复健康睡眠。

13. 体外补充褪黑素的办法会不会抑制自身褪黑素的产生?

补充褪黑素的原则是缺多少,补多少。只要掌握好

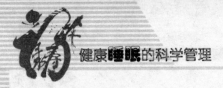

这个原则,就不会抑制自身褪黑素。相反地,合理地补充褪黑素,可以保护松果体功能。当然不能滥用褪黑素。比如,小青年偷了爷爷的褪黑素当作安眠药,那么小青年必然会受到惩罚。

松果体自身褪黑素产生始于晚20时,产生的褪黑素首先是作用于清除松果体血池内的自由基。如果,你在灯光下度过晚20~24时,这时你的松果体停止产生褪黑素,那么松果体血池内的自由基(杀手)就不能清除。松果体本应是一个洁净池,现在却成了自由基淤积留置的污染池。这时,首先被自由基伤害的是松果体细胞。就是这样,日复一日,年复一年,松果体细胞日渐减少,日益钙化。最终松果体变成"衰老时钟"。

科学证明,测定人体循环内褪黑素浓度曲线,反映了松果体控制密码。补充褪黑素来纠正衰退的褪黑素血液浓度曲线,就可以恢复松果体控制密码的功能。就好比你到银行去,密码错了,钱取不到。密码纠正了,钱就取到了。当你用了睡眠康宁,首先清除脑内和松果体内自由基,保护了脑细胞,预防脑萎缩,预防松果体退化。因此,睡眠康宁能启动睡眠功能,保护躯体,预防老化。

小儿、青年、生育期妇女和45岁以前中年人,自身松果体产生褪黑素可以自给。上述人群禁忌连续地使用睡眠康宁。偶尔旅行时,可以极少量用来克服时差。否则会有不良反应,或抑制自身褪黑素产量。45岁以后,根据情况,可以慎重地在双休日间断地应用。60岁以后,绝大部分人有松果体退化,褪黑素产量不足,褪黑素密码失误,需要补充,改正错码,保护松果体。这种预防措施,只是促进松果体功能,而不会抑制松果体功能。

14. 为什么说松果体褪黑素密码曲线是开启生物钟的钥匙?

首先应该明白:生理睡眠是在夜间极其重要的"维护活动"。日间大量的工作消耗以后,细胞和器官需要在夜间维护。所以说,生物钟管理你的昼夜、健康和寿命。松果体褪黑素密码曲线启动夜间一系列生理睡眠活动。所以,我们比喻它是一个密码钥匙,用来开启生物钟。又好比是,你在开启保险箱。密码对,可以开;密码错,就开不了。如果你的松果体褪黑素密码曲线降低了,时相缩短了,你的睡眠中枢就不能正常地启动了。如果你补充了缺少的褪黑素,纠正了松果体褪黑素密码曲线,就能恢复正常的健康睡眠。

15. 松果体能产生褪黑素,它又是怎么制造出这个密码曲线呢?

松果体有着双重功能,主要如下。

(1)松果体是洁净池:它有密集的微血管,形成血池。脑内自由基都集中到这里。褪黑素强有力地清除自

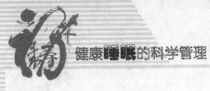

由基,自身也就消耗了。

(2)松果体是睡眠中枢高级统帅:它分泌褪黑素,主管睡眠生理活动。按照自然的昼夜,松果体自晚20时开始产生褪黑素。这时,首先要清除自由基,余下的少量褪黑素从松果体大静脉中分泌出来,依靠血液循环运输到靶器官。当松果体的血池完全洁净了,褪黑素便全部分泌到血液循环中,这时达到松果体分泌量的高峰。

另外,日间松果体停止工作,不产生褪黑素;而是肠道神经网络中的嗜铬细胞担任了产生褪黑素的任务。日间产生的褪黑素,用来清除大量来自消化系统新陈代谢产生的自由基,余下极其少量的褪黑素进入血液循环,这就是日间血液中的基础量褪黑素。

16. 松果体褪黑素密码曲线,这词太专业化了。我们是外行,看不懂线图,能不能用白话再讲一讲?

科学家在正常人中测出血液中的褪黑素浓度,发现从晚间20时到次晨8时,褪黑素从少量逐渐上升,21时以后加速上升,24~2时呈现高峰,以后下降。这就是松果体在夜间工作产生褪黑素,消除自由基以后,将褪黑素分泌到血液中来。开始因为自由基多,分泌量少;以后自由基减少,分泌量就升高,这时就会启动睡眠。当时辰到了子时,正是沉睡时刻,也就是分泌高峰。

科学家又发现在松果体停工以后(早8时到晚20

时),血液里仍然有极少量的褪黑素,这就是肠道嗜铬细胞分泌的褪黑素基础量。

总结得出下面的公式:夜间松果体分泌量＝产生量－清除脑内自由基消耗量。松果体分泌量(晚 20 时少量,21 时以后逐渐增加,24～2 时到达高峰,2 时以后下降);日间基础量＝产生量－清除自由基消耗量(清除大量的消化代谢自由基,基础量早 8 时到晚 20 时,有极少量)。

下面谈一谈褪黑素与睡眠的关系:在正常的情况下,夜间 24 时以前,脑内积存的自由基都已清除干净了。24 时后,松果体分泌量等于产生量。血液循环中的褪黑素就达到了高峰。血循环将褪黑素送入睡眠中枢,产生自然睡眠。

在异常的情况下,晚 20～24 时仍然在强光下工作。松果体被强光抑制不能工作,就会出现病态。因为松果体褪黑素产生量等于零,清除自由基量也等于零。于是,血液循环中褪黑素浓度等于零。这时,不但不能启动睡眠,而且可能发生自由基祸害——眼胀、眼干、头痛、头昏等。

17. 正常人每个夜晚应该有多少褪黑素从松果体分泌出来?

松果体褪黑素分泌量有一个正常范围,不能以一个

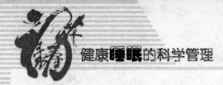

数字来代表。而且,正常人松果体褪黑素分泌量也会因不同的生活状态、季节、年龄而变化。不过,我们可以从测定的平均正常值得到启发。科学报告:40 岁男性,从晚 20 时开始,每隔 2 小时测定血浆褪黑素浓度。按照药理公式,又可以换算出体容量中的褪黑素量。到次晨 6 时,共 6 个测定值,可以换算出 6 个体容量的褪黑素量。加在一起,就是这一夜松果体分泌的褪黑素总量。其结果是 3 毫克左右。据此,估计正常中年人松果体褪黑素分泌量大约是在 3 毫克的范围之内。

18. 正常人松果体褪黑素的产生量是多少?

松果体产生量同样是随着季节、年龄的生态变化而变化。到目前为止,还没有方法直接测定松果体的褪黑素产生量。我们只能推测一下:松果体已经完全没有产生能力的老年人,需要补充 5～8 毫克褪黑素(瑞士老年学家研究老年人群 5 年后提供的数字),也就是说,需要用 5～8 毫克褪黑素来补足正常的产生量。因此,我们估计 5～8 毫克就相当于正常人松果体褪黑素产生量(只是大致范围)。

19. 为了清除脑内自由基,每晚应补充多少褪黑素?

这是需要根据你的脑力活动多少而定。每天的工作量有变化,需要的褪黑素量也应该是相应的调整。清除自由基消耗的褪黑素量等于松果体褪黑素产生量减去分

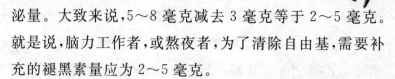

泌量。大致来说,5~8 毫克减去 3 毫克等于 2~5 毫克。就是说,脑力工作者,或熬夜者,为了清除自由基,需要补充的褪黑素量应为 2~5 毫克。

20. 我是 IT 工作者,必须在夜间工作,白天睡觉。请问,有什么补救的方法吗?

这是可以补救的,就当作你现在是到大洋彼岸工作。这里的夜间就是你的白昼。你可以在强光下工作。然而到了白天,你歇工后,一定要布置一个模拟夜间的环境——房间用厚窗帘,取消照明,应用夜明灯、夜明钟、夜壶,保持绝对安静。这样一来,你的生物钟就会按照大洋彼岸的时间表,你的松果体褪黑素密码曲线也是正常的。

不过,长期处于 IT 工作状态的人,面临脑力透支的危险。他们往往是超量地在强光下工作,由于高强度的脑力劳动,生成了大量自由基。脑细胞受到自由基损害,出现病态,如记忆力下降,精神恍惚,思路混乱,操作失误,血糖和血压升高,焦虑状态,头痛,头晕等症状。IT工作者往往出现腹部肥胖,血脂升高,肚子摸起来很硬实(大量的肠系膜脂肪堆积),这意味着什么呢? 肠道神经网络中的嗜铬细胞生产降低,白昼需要的自身褪黑素减少了。自由基在肆虐! 怎么办?

建议在夜间 24~2 时含化睡眠康宁 0.5~3 毫克。由于是在强光刺激下工作,不会使你入睡。但是,可以为

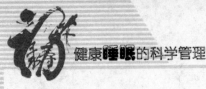
你消除自由基,保护你的脑神经和眼睛。用量最多不超过 5 毫克。应注意用睡眠康宁不是为了睡眠,而是为了消除自由基。你要从最小量开始,摸索适当的用量:以不会发困、有精力工作为准则。

21. 神经衰弱引起的心理生理性失眠,属于内源性睡眠障碍,有什么办法治疗?

【案例】女,45 岁,某房地产公司总经理。由于长期经商,精神一直处于紧张状态,晚上失眠,白天还要工作,整个人熬的不成样了。近年来,经常发脾气,为此跟老公差点离婚,严重影响正常工作生活。虽然服用了各种安眠药及中成药,但都是短期有效,第二天感觉不舒服。虽然夜里睡着,但是白天感觉还是很累。

对于本例治疗建议:你已进入"围更年期"是身体最脆弱的阶段,又由于任务繁重,以致心理生理都承受很大压力。此时失眠劳累,最容易发生猝死、卒中等意外,要保持充分的警惕。建议你安排好日程,每个月至少要保证有 2 个双休日——晚 18 时以后能够立刻放下手头工作,与外界脱离联系。晚 21 时上床,保证 8～10 个小时的睡眠。如果你的情况严重,身体已经过度透支,最好是安排 15～30 天的休假调理。由睡眠医生指导做出治疗方案。请注意,如果你停不下来。每天仍然在商业战场上奋战,即使用了不少药物,仍然无济于事。因为夜间麻醉入睡,白天靠兴奋药来提神,体内仍然是过度地消耗,失衡,透支呀!

治疗用药剂量:在你的年龄阶段,不宜持续地应用睡眠康宁,只能在双休日间断地应用。另一方面,初期不能完全停服安眠药,否则会发生反跳性戒断反应。建议:当你每一次安排好休眠日,白天在户外接受阳光,新鲜空气,晚间应用睡眠康宁含片 1 片,这样来调整生物钟。同时,联合使用速效安眠药,即舌下含化咪达唑仑(多美康)$1/8\sim1/4$ 片。

【治疗效果】经过 3 个月的调整,睡眠质量得到改善。逐渐地脱离安眠药依赖,只是偶尔在熬夜后应用一次速效安眠药。休眠日保持 8 小时睡眠,第二天头脑清醒、四肢轻松、工作效率大大提高,家庭氛围也非常和谐了。

22. 我的痛苦是失眠,虽然一直是按照医嘱服降压药,血压仍然波动,控制不了,应该怎么办?

【案例】男,65 岁,退休工程师。多年来入睡困难、多梦、早醒。同时,失眠又引发高血压,导致经常头晕、乏力等。诊断为睡眠障碍伴有高血压。

失眠和高血压好像一对孪生兄弟,两者互动,所以要联合治疗。建议你在服用降血压药的同时,每晚再含化睡眠康宁含片 2 片。如果高血压一时难降,导致身体不

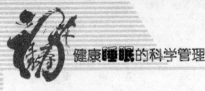
适,影响睡眠,那么为了应急可以短期应用安眠药,可以舌下含化地西泮(安定)1片。

【治疗效果】睡眠康宁含片联合地西泮服用后很快稳定了睡眠。身体舒适,降压治疗稳定,不再应用地西泮,只需睡眠康宁含片每天也可以睡7小时。这样联合治疗1个月,失眠和高血压都得到了控制。

23. 如果高血压导致身体不适,难以入睡,可以通过安眠药地西泮解决,为什么还要服用睡眠康宁含片?

因为安眠药属于麻醉性神经抑制药,应对病痛等外因引起的失眠效果好,可以短期过渡使用。请注意,切忌长期服用,安眠药可引起依赖性和各种不良反应。睡眠康宁含片与安眠药虽然都能助眠,但是性质完全不同,产生的作用也是完全不同。睡眠康宁可以启动"生物钟睡眠过程"来修复机体,安全、无不良反应,适合长期慢性失眠者。

24. 人老了不能睡觉了? 有什么好办法?

【案例】男,73岁,退休教师。早上3~4时就醒,难以再次入睡,白天头晕瞌睡、四肢乏力。几年前服安眠药就好些,但是现在即使服用艾司唑仑(舒乐安定)入睡了,却感觉睡意很浅,依然感觉休息不过来,且免疫力也很低,经常感冒。

人老了,松果体衰退,引发老年生物钟障碍,并伴有免疫力低下等并发症。老年生物钟障碍,睡眠越来越浅,用安眠药也没有用。长期如此还会造成免疫力低下,引发多种疾病。生物钟障碍是由于松果体衰退引起的,松果体与胸腺直接相关,胸腺衰退会造成免疫调节功能衰退。

建议你正确地应用睡眠康宁含片每晚 2 片,如果晚上有过多娱乐及读书、看报等脑力活动,要增加到 3~4 片,以消除过多的自由基。

【治疗效果】应用睡眠康宁 3 个月后,睡眠好多了,可以保持 6 个小时睡眠,基本恢复正常。现在每次睡醒起来都很精神。这个冬天都没感冒了,感觉免疫力强多了。

25.我现在每天用安眠药也不解决问题,是不是睡眠机器坏了?应该怎么办?

生物钟依靠褪黑素来启动睡眠中枢的生理活动。你的睡眠中枢并没有坏,只是松果体褪黑素的产生量减少了。只要你正确地补充了,睡眠中枢就能够正常地运转了。你的心理负担也就去掉了。

你现在需要应用睡眠康宁来纠正生物钟障碍。首先要充分地理解睡眠康宁的作用原理。然后,每晚正确地应用睡眠康宁含片 2 片。如果晚上有了过多的娱乐及读书看报等脑力活动,要增加到 3~4 片,以消除过多的自

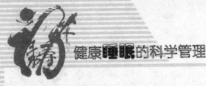

由基。同时,你还不能完全停用艾司唑仑(舒乐安定),建议你改用舌下含化方法,每晚含化 1/2 片艾司唑仑,或是含化 1 片地西泮。要注意先用睡眠康宁,然后再用艾司唑仑。当你睡着了,精神好了,对于睡眠就有自信了。要相信自己的睡眠机器没有坏,就会逐渐地恢复健康的睡眠。有些老年人,最后脱离了安眠药。还有些老年人一直是合并应用睡眠康宁和极小量的安眠药,也没有发生任何不良反应。

26. 我长期用安眠药,不良反应太大,痛苦万分,怎样才能停掉这些药物?

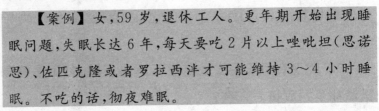

【案例】女,59 岁,退休工人。更年期开始出现睡眠问题,失眠长达 6 年,每天要吃 2 片以上唑吡坦(思诺思)、佐匹克隆或者罗拉西泮才可能维持 3～4 小时睡眠。不吃的话,彻夜难眠。

长期失眠,对安眠药的依赖性已经很严重。如果要想摆脱对安眠药的依赖,建议你在服用安眠药的同时配合使用睡眠康宁含片 2 片。开始不能停用安眠药,以后在医生指导下逐步减少安眠药的使用量。

【治疗效果】在医生指导下,将安眠药自 2 片开始减至 1.5 片,再减至 1 片,以 2 周为 1 个疗程,循序渐进,可以有效增加睡眠时间。最后改用舌下含化唑吡坦(思诺思)1/4 片。这样,睡眠康宁含片与安眠药联合使用 3 个

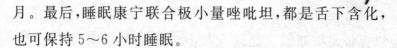

月。最后,睡眠康宁联合极小量唑吡坦,都是舌下含化,也可保持 5~6 小时睡眠。

27. 用了睡眠康宁含片最终可以脱离安眠药吗? 为什么开始还要服用安眠药? 睡眠康宁是不是可以代替安眠药?

人体长期使用安眠药,就会对安眠药发生一定的"躯体及心理依赖"。如果你一下子停药,对于身体及心理的影响较大,失眠就会加重,这就是戒断反应。为了避免这个情况,要非常慎重地采取逐步减少安眠药量的方针。戒断安眠药也是一项重要的治疗步骤,使身体慢慢地适应。

请注意,你以为睡眠康宁可以代替安眠药,其实,你理解错了。睡眠康宁不能代替安眠药,虽然两者都能够助眠,但是两者作用完全不同。睡眠康宁帮助你找回健康的睡眠,但是如果你的大脑因兴奋安定不下来,睡眠康宁也不能抑制大脑,你还需要临时再用一次安眠药。

28. 我原来睡眠不难,但现在夜里 1~2 时就醒,迷迷糊糊地睡不着,怎么办?

【案例】男,76 岁,退休职员。60 岁后睡眠质量逐步下降,近年更加恶化,现在每天只能迷糊 3 小时左右。

你的问题在老年人是很普遍的。随着年龄增大,人体睡眠质量会逐步下降,睡眠时间逐步减少。这是由于

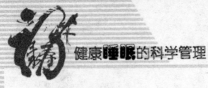

松果体内褪黑素产量显著降低了,需要体外补充褪黑素以保证足够睡眠。建议你晚上含服睡眠康宁含片2片,以补充褪黑素分泌不足。年复一年,随着年龄增长,褪黑素分泌日益减少。如果你坚持长期应用,不但可以保证睡眠质量,还可以使身体其他器官的衰老进程延缓。

【治疗效果】舌下含化睡眠康宁含片以后,可以从晚上22时一觉睡到次日5~6时。最明显的感觉就是精力充沛。他自己的形容就是"好像身体每个细胞都休息好了,这状态好多年没有了"。

29. 为什么我70岁了睡眠时间不少?是不是每个人随着年龄增大都会面临老年性失眠的困扰?

按照自然寿命的推算,人类自然寿命是120~160岁。而现代社会中的人却都是早衰了。换句话说,人过了40岁,松果体就开始萎缩,褪黑素产量下降。为什么早衰呢?就是因为天黑以后,人们仍然在强光下工作。光度越强,工作时间越长,对松果体的伤害越大。因为松果体内的血池本来是清除自由基的"洁净池",现在夜间灯光抑制松果体,停止了产生褪黑素,这时松果体变成积存自由基的"污染池"。自由基是细胞杀手,松果体首当其冲。

如此说来,生物钟障碍的程度,决定于人们在夜间工作的"透支"程度。随着年龄增大,睡眠时间减少,这是总体趋势。有的人虽然在床上躺了一夜,但是睡眠效率不高,醒来没有解除疲劳,白天还在打盹,好像是睡眠太多。这可不是健康睡眠,是另外一种睡眠障碍。

当然,也有的人(如雷洁琼,活到 110 岁)生活从来都极其规律,每天晚间 20 时以后就准备睡觉。因此,她就没有所谓的"透支",松果体的衰老过程也就延缓。所以,要论睡眠状态,人和人之间存在一定的个体差异。

30. 我的甲状腺功能减低是不是睡眠康宁引起的?还能继续应用睡眠康宁吗?

【案例】女,60 岁,内科医生,退休。阵发性心房颤动 10 年,近 1 年有所加重,由于房颤发作都是在夜间,故而每到夜晚就恐惧,难以入睡,先后服用地西泮(安定)、佐巴克隆、唑吡坦(思诺思)等安眠药。由于发作频繁而去医院做了心房颤动消融手术。术后 10 天,开始改用舌下含化睡眠康宁,联合用药舌下含化唑吡坦 1/4 片。逐渐地彻底脱离安眠药,只应用睡眠康宁含片。应用睡眠康宁 2 个月后去医院检查,发现甲状腺结节增生,血清促甲状腺素增高 10.52 单位,T_3、T_4 正常,诊断为甲状腺功能减低。

关于你的甲状腺功能减低,追究发生原因,有可能是治疗房颤应用胺碘酮(可达龙)的纤维化作用。亦有可能过去患了甲状腺炎——其实已经发生了很长时间,现在

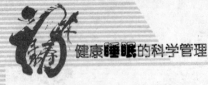

已呈现甲状腺结节了。可惜过去没有及时检查，直到最近方才发现。不过，你的甲状腺功能减低问题并不严重，只是虽然停了胺碘酮，你仍有甲状腺多发性结节病，应该定期复查。如有变化，再根据情况来调整。

可以肯定，发生上述症状与应用睡眠康宁无关。不过，如果继续应用睡眠康宁可能还会使甲状腺功能改善。根据文献报告：在人类胚胎时期，松果体与胸腺是一个来源，松果体与甲状腺也有密切关系。据报道，褪黑素可以使甲状腺功能减低的患者功能提高（褪黑素的奇迹）。意大利研究院也有一篇在纽约科学年鉴的报告：40岁以上的闭经妇女，有的人检验甲状腺功能降低，唾液内的褪黑素相应地降低，应用人工补充褪黑素以后，甲状腺功能升高，其中也有恢复月经的病例。生理测验证明褪黑素对于垂体起到调节抑制作用，从而使促甲状腺激素（TSH）下降。因此推测，你服用睡眠康宁对目前的甲状腺功能减低是无害的，还会有所改善。最重要的是，你要正确掌握舌下含化的方法。

【治疗效果】继续应用睡眠康宁3个月，脱离了安眠药，但是不用睡眠康宁就不能睡好。

31. 我是不是需要长期应用睡眠康宁？现在没有房颤，仍有频发早搏，可以应用美托洛尔（倍他洛克）吗？

目前，你的主要问题是生物钟障碍。所以，首先要保持足够的睡眠时间,保证睡眠质量。我同意你继续用睡眠康宁来补充褪黑素。剂量问题还需要摸索。如果 1 片可以,就用 1 片。如果出现早醒,则可在 1～2 时起夜后再用 1 片。如果睡前大脑兴奋不能消除,则偶尔用 1 片地西泮(舌下含化褪黑素吸收以后,再舌下含化地西泮),可以很快入睡。

房颤未复发是最好。目前仍有房早,用美托洛尔要注意两点:一是心率不能降得太低。二是晚间不能用(影响睡眠),如须服用 2 次则应在午后用。

32. 睡眠康宁的褪黑素是激素吗? 褪黑素会使尿酸升高吗?

【案例】男,76 岁,从 2009 年 3 月使用睡眠康宁至今已 3 年多了。2011 年 4 月体检的时候尿酸高至 600 微摩/升,医生开了别嘌醇片。到了 7 月中旬停用别嘌醇。8 月份检查发现尿酸 610 微摩/升,医生说他使用的睡眠康宁的褪黑素是激素,会影响尿酸,所以停用了睡眠康宁。

褪黑素属于高级神经内分泌激素,它与普通药用的终端激素不同,两者之间存在根本性区别。褪黑素不会影响血尿酸上升。我老伴就是痛风病患者,10 年来始终应用褪黑素没有停过。按期静脉抽血检查尿酸,没有超过 400 微摩/升。

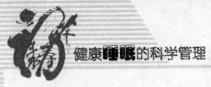

33. 我已经不吃肉了,为什么尿酸还是这样高呢?应该如何治疗?

你的尿酸高来自饮食,不是来自药物。你还是可以用睡眠康宁来助眠。种子类、肉类、菠菜等的嘌呤含量高。这些都是有营养的食物,难道一点都不能吃了吗?不是的,盲目地拒绝肉类,像你这样不吃肉,尿酸仍然很高呀! 正确的办法,要按照营养搭配原则来合理地搭配各种食品。什么都吃一点,不要偏食。具体地说,肉类经过合理加工后,提取物用来做菜,嘌呤含量可以不高。所以,少量的涮羊肉、涮牛肉、涮猪肉都是可以吃的,但是嘌呤被涮入汤内,因此肉汤不能喝。有的人不吃肉,但是去花费高价吃一些补品,如燕麦冲剂、糖绿豆点心、五香的内脏制品如肝、脑、腰子等,这些的嘌呤含量都超过肉类。

有的人不吃肉,饿了就吃零食,如花生、大豆、瓜子、坚果之类。这些都是属于种子类,都含有较大量的嘌呤。这种不合理的饮食属于偏食,违反营养原则。怎么办呢? 还是要按照食疗的原则,根据医院发给你的《食物嘌呤含量测定表》,确定哪些烹饪原料是你喜欢的,每样都可以吃一些,但是要将少量嘌呤高的与多量嘌呤低的食品搭配起来,换着花样来做食谱。绝对禁止暴饮暴食。这样每顿饭的嘌呤量都不会过高,每顿饭吃得都很满足。

注：食品嘌呤含量（毫克/100克）18以上为高含量。小牛肉38；羊肉26；猪肉41；肝93，肾80；小牛脑40；鸡29；鸭33；鸽子80；燕麦30；花生33；大豆27；菠菜23；糖绿豆80；罐头沙丁鱼118。

治疗方面除了应严格控制饮食外，可考虑交替地按照疗程应用别嘌醇片和苯溴马隆（立加利仙）片。别嘌醇片可以改变嘌呤代谢方式，不产生尿酸；苯溴马隆片则可以从尿液中排除尿酸，两者都可以使血尿酸降低。但是，最好是间断交替用药，以防止发生药物不良反应。

注：苯溴马隆排尿酸，应注意大量饮水，否则会有膀胱尿酸结晶，有可能呈现结石症状。别嘌醇在个别人中出现不良反应，如胃肠症状，血象变化（罕见）。两者都可以引发过敏反应。在急发痛风时禁忌使用。

34. 我这种有抑郁症的人能不能用睡眠康宁？为什么有大夫说我不能用？如果抑郁症能用的话，它在体内的作用原理是什么？我每天都读您的书，却为何看不懂？

【案例】厦门失眠老人，男，72岁。主要是入睡难，并且容易醒。每天服用半片安眠药和晚安胶囊，晚上睡觉时间能达到5小时。医生诊断有轻度抑郁症，还有脂肪肝。前阶段时间里，用了睡眠康宁并没有改善睡眠。去医院求诊，医生说我抑郁症加重，告诉我不能服用褪

黑素。我就不敢尝试睡眠康宁了。但是,我从您的《找回健康的睡眠》一书中看到,抑郁症的人可以用睡眠康宁。

给你答复之前,有几个问题需要澄清:给你诊断抑郁症的根据是什么? 抑郁是情绪低落,人人都可能发生这种情绪变化,不能称之为病。抑郁症疾病分类属于精神病,神经内科医生是没有诊断精神病资格的。抑郁症分为许多种类,如各种年龄的抑郁症、抑郁焦虑症、抑郁-暴躁性精神病、更年期抑郁症、老年抑郁症等。治疗抑郁症有专科的特殊药物,不包括保健品。这是医院只能用处方药的原则。一般来说,精神科医生诊断的抑郁症,多数是自30岁左右即有症状,而且表现有不同类型的抑郁症状,治疗方针各异。

按照我的推测,你找的是一般医院的医生。他说的是你有老年人睡眠缺失后的忧郁情绪。睡眠缺失越多,情绪越是低落。在医院里当然不用褪黑素,因为褪黑素是非处方保健品,不属于医生开药范围。你一提到褪黑素,医生就摇头。这是可以理解的。目前,医学教科书中,松果体仍然是一个空白区,一般医生对褪黑素都不甚了解,当然就会反对。

第二个问题:你睡眠不好有多久? 应用哪一种安眠药? 晚安胶囊的成分是什么? 你用睡眠康宁是否同时照

样用安眠药？请注意，安眠药有依赖性，不能突然停药，否则会有反跳性失眠、头痛，抑郁加重。

第三个问题：你是否能够掌握"舌下含化方法"？这种用法的效果类似静脉滴注，是一种高科技仿生学的用药方法。需要严格遵循三个步骤。否则，往往是误吞咽下，进入胃肠道就没有作用，浪费了。

现在回答你的问题：美国科学家在某精神病院中做了调查报告，老年抑郁症患者都有失眠及褪黑素降低，而且其中绝大多数的血中褪黑素浓度十分低下。根据此研究，我们建议给老年人有抑郁情绪的应用褪黑素，可以改善睡眠。老年人如有入睡困难，则需要安眠药。为此，我们设计了联合应用极少量安眠药办法，指导你将安眠药半片或 1/4 片放在舌下含化，联合应用褪黑素。因为，褪黑素能保护脑细胞和松果体细胞，能保证生物钟睡眠质量，维护全身新陈代谢，次日醒来感觉全身刷新。

你用了睡眠康宁没有效果，是因为你没有掌握仿生学舌下含化的方法和步骤。下面对比正确和不正确的睡眠康宁使用方法。

正确含化：①放药片在舌下，再用小指推到小窝里，刺激小窝分泌唾液。②5 分钟内开始溶解，有一丝甜味。③"调息"第一轮 5 次，第二轮 5 次。④多次打哈欠，21：30 上床，打哈欠后随意体位入睡，夜间起夜后再入睡，达

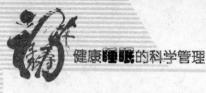

6～8 小时。不正确含化：①随便放到舌下。②30～60 分钟有甜味。③深呼吸 50～60 次。④无打哈欠，24 点以后才入睡，只睡 4 小时。

35. 像我这样的老年人，一到天黑了就发愁，该怎样用药才能睡好觉呢？

【案例】男 87 岁，身体状况良好，就是一直受失眠困扰，需要安眠药。2011 年 7 月开始增加睡眠康宁，使用情况比较好。由于能睡了，就试着把原来用的唑吡坦（思诺思）等安眠药物都停了。结果，睡眠情况出现了反复，单一应用睡眠康宁效果不明显了，于是加了地西泮。以后地西泮用量又增加上去，仍然睡不好。有人建议将含片停了，用氯苯那敏（扑尔敏）替代，睡好了几天，效果又不好了。决心停用地西泮，再恢复应用睡眠康宁。现在是睡眠康宁和氯苯那敏一起使用，但是睡眠还是时好时坏。

有不少老年人因为睡不好，用了很多种药。开始用都能有效，用些日子就没有效果。所以，老人家总是在换新品种，最后仍然没有一种有效的方法。大家都明白一个道理，药必须对症。有许多药并不对症，只是给你一种心理暗示；虽然睡了，质量很差，以后就不灵了。有些药本来是对症的，你也是半信半疑地试试看。其实并没有认真地学会用药方法，得不到要领。用得不当，效果也差。有些药，用一阶段逐渐学会了。但是，按照老习惯，又去接受别的新药了。

从你的情况来分析，的确是属于老年生物钟障碍，应用睡眠康宁是对症的。为了加强褪黑素的作用，应该加上氯苯那敏联合用药。因为氯苯那敏与褪黑素有协同作用，用了之后，睡的更深，时间更长。另外，分析病史，你常用安眠药。后来拒绝安眠药，单纯依靠睡眠康宁就不行了。有不少老年人心里搁不住事，晚上入睡困难，需要镇静大脑。对于这个问题，可以这样解决：舌下含化极少量的安眠药，直接进入心脏，达到脑内。这样，联合用药效果十分明显，可迅速地进入甜蜜的睡眠，又不会产生用量越来越多的问题。

从你在前 5 个月治疗的记录来看，你的治疗没有一个可靠又稳定的方案。用药换了好几次，有些杂乱。最好按照一个方案，只要有效，就要坚持下去。睡眠也像天气，时阴时晴。这天睡不好，不要着急，白天仍然要多运动。第二天感觉累了，就会睡好。

建议每晚 20～21 时先用一次睡眠康宁。可以一边坐着看电视，一边含化 1～2 片睡眠康宁。按照三部曲操作，可以完全吸收，达到心脏。这时候，因为是在灯光下坐着，不会入睡，但是可以消除自由基，可以酝酿睡眠的气氛。21～22 时上床，睡前首先口服氯苯那敏 2 片，用水送

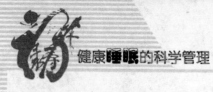

下。然后,含化睡眠康宁 2 片,地西泮 1 片,都是放在舌下的小窝中,按照三部曲操作,等到含褪黑素的口水完全吸收了,可以翻身,自然地入睡。夜间 1～2 时醒来,如果不能再入睡,可以再含化睡眠康宁 1 片,三部曲操作如旧。

为了避免安眠药物成瘾,可以在应用 1 周后就更换,改为舌下含化唑吡坦 1/4 片。1 周后再改为口服氯苯那敏 2 片。氯苯那敏不要天天用,1 周用氯苯那敏 2 次。老人家,您已经是 87 岁了。在这个年龄,睡眠康宁每晚需要量为 4.5～7.5 毫克(3～5 片),可以分为 3 次(晚 20～21 时、21～22 时、1～2 时)使用。

注意:能睡了,解乏了,就可以了。还要早睡早醒,不要推迟到了 23 时以后再睡。

36. 我过去没有用过睡眠康宁,也不愿用安眠药物。现在详细地看了《找回健康的睡眠》一书,想要服用睡眠康宁,又担心睡眠康宁对乳腺有影响,不敢服用。现在我的乳腺没问题,也没有转到淋巴细胞。可不可以用呢?应该怎样用呢?

【案例】女,72 岁,退休职员。身体状况:左侧乳腺导管癌术后,没有转移。化疗 1 个疗程后复查也没反复。既往史:有高血脂、高血压,都已认真用药物控制,胃不好。睡眠状况:早醒,再入睡难。每天晚上 21 时上床,但是入睡比较困难,早上 3 时醒后不能再入睡。

可以放心地应用睡眠康宁。我本人就是患了乳腺导管癌，经过根治手术至今已经 11 年了。我应用睡眠康宁已经 15 年，从未间断。褪黑素对于乳腺癌化疗有辅助作用。你做化疗时就该应用大剂量的褪黑素，作为辅助治疗。

37. 我看见睡眠康宁说明书指出，患有淋巴细胞肿瘤、淋巴细胞癌的病人，禁忌应用褪黑素类助眠。这是为什么呢？褪黑素与癌症有什么关系呢？

褪黑素对于因衰老降低的免疫机制具有调节作用，促进 T 淋巴细胞功能。它有促进 T 淋巴细胞杀死癌细胞的作用。这种作用本来是保健的。对于癌症病人有好处的。唯独在淋巴系统增生的疾病，出现 T 细胞过度增殖，以至于恶化。所以，对于淋巴系统增生恶化的病人必须抑制 T 细胞，决不能刺激 T 细胞生长。可见，对于肿瘤病人，褪黑素具有辅助治疗作用；但是有一种例外：那就是，对于淋巴系统增生恶化病人，褪黑素是要禁止应用的。

38. 如果我长期应用睡眠康宁含片会不会引起淋巴细胞肿瘤？

可以肯定，长期应用睡眠康宁不会引起淋巴细胞肿瘤。我自己长期连续地应用睡眠康宁已经 15 年了。这期间，发生的癌症经过治疗彻底好了。没有发生淋巴细

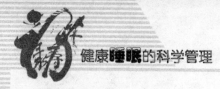

胞异常。

39. 我就要开始用睡眠康宁来改善我的睡眠。应用睡眠康宁有什么注意事项?

为了改善睡眠,建议你现在可以应用睡眠康宁。不过要说明一下,睡眠康宁不能作用于大脑。如果你因为过多思虑,大脑兴奋因而不能入睡,睡眠康宁恐怕不能解决你的问题。要从心理改善,使自己心静如水,回想儿时,回想从前高兴的事。绝对不能想当天的事。21时以前,要把需要的准备工作做好,上床就是完全安歇了。

改善睡眠,不是靠什么灵丹妙药。而是要按照仿生学原理,遵循睡眠的科学规律,缺什么,就补什么。不要"恨病吃药",更不要乱投医! 因此,建议你在用睡眠康宁以前,先花费一些时间把问题搞清楚,弄懂了。尤其是要学会如何做好"舌下含化三部曲"。因为只有这样,才能100%得到褪黑素,使它高效地发生助眠作用。

40. 睡眠康宁含片属于化学制剂,还是生物制剂? 西药中的化学制剂说明都有不良反应,化疗药物很可怕。所以我不敢用化学合成制剂,这是为什么?

恐怕你对于药物的制剂还是外行,难免有很多误解。需要先向你解释一下:化学制剂可以分为两大类,一类是仿造天然的生命要素——维生素、氨基酸、褪黑素(睡眠康宁)等;另一类是非自然结构的化学合成分子。第一类合成的化学结构与天然化学结构没有任何区别,这类药物进入人体,就能够完全接受,不会产生任何不良反应(当然剂量有规定)。第二类化学制剂对于人体来说是异物,就会产生不良反应,尤其是一些药物用来杀伤致病菌,杀伤癌细胞,同时也会伤害了机体正常细胞。

现在,我可以回答你的问题:睡眠康宁(褪黑素)属于维生素合成制剂,也是一种化学合成制剂,但是它与天然褪黑素没有任何区别,所以你也可以称它为天然生命要素,或是睡眠维生素。

第二章
睡眠的心理卫生

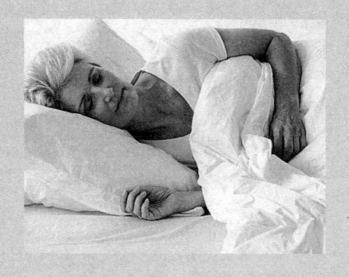

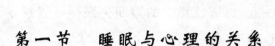

第二章　睡眠的心理卫生

第一节　睡眠与心理的关系

简单地想来,睡眠是天生的本能,怎么会跟心理扯上关系呢? 但是请你再想一想,实际生活中,复杂的情绪总是在影响睡眠。例如,"明天就要举行婚礼了,这一晚兴奋得实在是睡不着"。"昨天跟老公吵了一架,气得我一夜没睡好觉"。"生意一下子赔了这么多,让我怎么能睡得安稳呢"?

当我们遇到重大的生活事件、明显的环境变化或情绪激动时,失眠几乎是一种无法避免的反应。不过,这类急性失眠一般不会持续很久,一旦事情结束了,情绪会平息下来,生活和睡眠便会重新恢复正常。或者,你自己知道失眠是由于某些环境因素、生理因素造成的,那么针对这些问题纠正以后,睡眠就会好转。可是,对于另外一些人来说,事情却远远没有这么简单:外来压力虽然解决了,失眠却仍然徘徊不去;或是睡眠时好时坏,拖延下去,变得很难缠。接下来就可能出现焦急、烦恼、沮丧的情绪,脑海中产生很多担心的思绪。这时,有的人只是按照生活常识来对付一下,当时似乎还可以,实际上没有解决根本问题。由于方法不对,南辕北辙,长此以往,反而加重了失眠。这就是说,忧虑、不良的睡眠习惯和日常压力

— 113 —

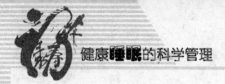

叠加在一起,可以使正常的短期失眠持续发展下去,形成痛苦的长期失眠。

临床常见众多失眠的类型中,有一大类称为心理生理性失眠,又称为习得性失眠,这类失眠产生的原因主要不是先天睡眠功能薄弱,也不是身体出了问题,而是受心理因素的影响。

森田疗法的创始人森田正马在其著作中记载了这样一个故事:一位患者对森田医生讲述了他的失眠有多么顽固,他自己想尽各种办法,"但无论如何,就是无法入睡"。森田医生请他入院接受治疗,并告诉他:"你入院后,要观察自己的睡眠出了什么问题,所以晚上'千万不要睡着了'。"第二天患者惊喜地发现,自己竟然不知不觉就睡着了!还来对森田医生道歉,怪自己没能很好地配合。

森田医生向他解释,正是因为给他规定了"不要睡"的任务,解除了他强求自己入睡的念头,在没有"压力"的情况下,他就能够自然入睡了。森田医生用这样的方式让患者直接体会到了心理对睡眠的影响,这种奇妙的方法也被称为"矛盾意向法"。

所以,不能小看心理因素,心理问题在各种失眠中或多或少地起着作用,如果改变了错误的想法和行为,就可以消除或是逆转失眠的维持因素。我们越是深入地了解这些变化规律,就越容易自我调整,恢复良好的睡眠。

第二节　睡眠卫生常识

一、睡眠时间多少才合适

一个人睡多长时间才算睡够了?人们很习惯地用 8 小时做标准,7.5~8 小时是我们通常所说的正常的平均睡眠时间。但实际上,每个人需要的睡眠时间都不同,难以归纳出一个所谓的标准。一项有百万名参与者的问卷调查结果显示,平均每天睡眠 7~9 小时的占 80%,睡眠 4~5 小时(短睡眠者)和睡眠 9~11 小时(长睡眠者)分别占 1%~2%,睡眠少于 4 小时(超短睡眠者)和睡眠大于 11 小时(超长睡眠者)分别占 0.1%。

而对于同一个人来说,睡眠时间是相对恒定的。但他在不同时期需要的睡眠时间可能有所不同。压力很大、情绪很不好或者脑力劳动很重的日子里,可能需要睡得较平时更久些。某些生理情况也会有影响,如女性可能在月经期间需要更多睡眠。因此,睡眠时间是否合适不应用数值来衡量,只要参考自己平时的睡眠时间,偶尔睡得短些或长些,也应该能够接受。如果因为工作重要、环境吵闹等客观原因导致睡眠时间不足,持续多日,则应注意补充睡眠时间。

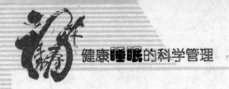

二、做梦是否影响睡眠

人在睡眠时,自身感觉和意识减退,对环境反应减弱甚至消失,似乎除了呼吸和心跳,其他功能都处于休息状态,因此人们通常据此认为,睡眠是一种完全的静息状态。但是,如果这个过程中做了梦,岂不就说明大脑还在工作,怎么能休息好呢? 可能还有人有过这样的经历:睡前琢磨一个问题,梦中还在继续思考,早晨起床时会抱怨"做了一夜的梦,醒来时头晕脑涨,累死了"!

做梦是否会影响睡眠? 这要从睡眠的进程说起,在睡眠时,人的大脑存在周期性变化——从浅睡眠到深睡眠,再到一种称为"快速眼动睡眠(REM)"。在这个阶段,眼睛会在眼皮下快速运动,而此时脑电波的活动频率更接近人清醒时的脑电波表现。梦就发生在快速眼动睡眠阶段,处于快速眼动睡眠阶段的人体各方面功能相对活跃,更容易醒来或醒来时留有记忆。研究表明,人如果在其他阶段醒来,则不记得梦境或根本不认为自己做过梦,但如果一夜有一次或几次在快速眼动睡眠阶段中醒来或接近苏醒的状态,就会觉得整夜都在做梦了。

很多研究表明,快速眼动睡眠可以使人恢复脑力,而其他几个阶段的睡眠主要使人恢复体力。睡眠中快速眼动睡眠阶段和其他阶段在什么时间出现,分别持续多长时间,是由人体的生理功能调控的。做梦是正常睡眠的必要部分,不是说只要做了梦,睡眠质量就一定会受到影响。我们不知不觉地每天都在做梦,自己知道的只是其中很少一部分。我们记得的梦只是相当于给睡眠中的大脑活动拍了一张照片,不要以为你的梦干扰了睡眠。

三、睡眠功能如何调控

掌管睡眠的脑结构很复杂,大致可以理解为两个共同作用的系统——"清醒系统"和"睡眠系统"。白天大脑处于工作状态,清醒系统很活跃,睡眠系统的作用微弱,人就清醒;到了夜间,脑力和体力活动都减少了,清醒系统慢慢平息下来,睡眠系统威力增强,就像在自己周围拉起了一道屏障,人就逐渐入睡。但是,即使是睡眠中,清醒系统也还在运作,我们还是不会与环境隔绝,如被子掉了知道拉回来;闹钟响了会蒙上头继续睡;绝妙的是,还会有选择功能。例如,婴儿的妈妈熟睡时,窗外雷鸣电闪都不知道;而宝宝哭一声,却马上惊醒了。

这两个系统的起伏变化受环境和人类活动的影响,也受生物钟周期和体温周期的影响。生物钟与日照和黑暗的循环有关;体温周期与人每天的活动、警觉性有关。一般在清晨时分体温最低,此后随着气温升高,活动增多,体温逐渐上升,到中午或傍晚时最高,人的精神也最好;到夜间则体温很快下降,人就越来越慵懒,入睡后体温继续下降,到凌晨3～4时达到最低点。

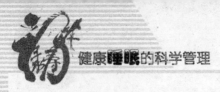

有些人的睡眠系统似乎天生就强健，不管外面怎么吵闹，都可以睡得"像猪一样"。而有些人的睡眠系统就弱，或是清醒系统太强，因而睡眠容易受到影响。但是，我们也不能认为"睡眠天注定"。在先天的睡眠功能的基础上，后天的睡眠习惯和想法也会起很大的作用。那么，如果可以使生物钟与人的活动、外界环境变化三者之间保持良好的同步协调，而不是相互干扰，睡眠就可以达到最佳状态。

四、睡眠不足会有什么后果

大家或多或少都有过睡眠不足的经历，如果只是一个晚上没有睡觉，并不会对身体产生很大的危害。尤其是第二天有重要会议或考试时，前一晚就睡不好。但是，第二天的紧张事件会引起兴奋，抵消了前一晚失眠所带来的困倦。如果有几个晚上睡眠不好，常有的反应是困倦，做单调乏味的工作时注意力不集中，但是并不是很严重。

很多试验研究了睡眠剥夺会对人造成的影响。举例如下：如果让参加试验的人坚持不睡，首先会出现情绪逐渐低落，有困倦感，没有笑容，或是暴躁。持续 2～3 个整天之后，就容易出现打盹的现象，大脑时而陷入睡眠状态 5～10 秒钟，瞬间又清醒过来。以后这种短时的睡眠状态就会越来越频繁；被试者还可以说话、活动，但其中随时都会出现打盹，甚至被试者自己都不知道是睡着还是醒着。

　　1964 年，一位名叫兰迪的高中生在试验中连续 11 天没有睡觉，创下了世界记录，此期间他确实变得暴躁、困倦，但也没有出现幻觉或变疯。停止试验后他连续睡了 15 个小时。之后，他也没有任何不良症状。

　　还有一些研究，观察长期减少睡眠的影响：一项是在 8 个月内让受试者逐渐地将睡眠减到每天睡 5.5 小时；另一项是限定受试者每天只睡 5.5 小时坚持 2 个月。这两项试验结果显示，他们在认知、行为、生理功能各方面没有明显损害。

　　然而，长期的睡眠不足逐渐积累起来问题就严重了，就会出现注意力、记忆力、反应速度和逻辑思考能力明显的减退，情绪问题及各种心身疾病。所以，没有必要因为一段时间睡眠不好就惶惶不安，也不该听任睡眠不足的情况长期持续，不及时纠正。

五、睡眠卫生常识

　　1. 睡眠卫生知识对改善失眠有很好的帮助　每个人可能都有一些帮助睡眠的小窍门或者偏方，但效果因人而异。下面是专业人员根据睡眠的生理和心理特点，以及常见的睡眠问题总结出一系列基本的睡眠卫生常识，并得到了广泛认可。美国睡眠医学会（AASM）对于睡眠

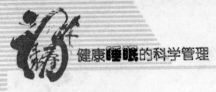

卫生有如下建议。

(1)未感觉困倦时不要上床。如果到了该睡的时间仍没有困意,可以做些安静或单调的事情,如读书、翻翻杂志或听舒缓的音乐等。你选择的事应该有助于帮助身心放松而不去担心睡不着,但不要选择使人兴奋的事来做。

(2)如果上床20分钟后仍然睡不着,就从床上起来。再去找能让自己放松的事情做,如果有可能,最好去另外的一间屋子里做,等到你觉得困倦了,再回到床上去。把卧室仅仅作为睡觉的地方,烦闷无聊时不要呆在卧室里。

(3)形成某种惯例可以有助于你夜晚上床前心态平和。可以根据个人喜好安排,如洗个热水澡,吃一点小吃或者读几分钟书等。

(4)每天清晨按时起床。即使在周末或假期也要坚持按时起床。

(5)调整作息时间,保证每晚都能有充足的睡眠时间。

(6)尽可能不午睡或打盹。如果实在需要,也不要时间太久(不要超过1小时)。尤其不要在下午15时以后再睡。

(7)生活尽量规律。在固定的时间安排进餐、服药、处理事务等活动,有助于体内的生物钟运转正常。

(8)不要在床上读书、写作、进食、看电视、打电话或玩牌等。

（9）午餐后即不再摄入咖啡因。

（10）睡前 6 小时内不饮啤酒、白酒或任何含酒精的饮料。

（11）睡前不吸烟,也要避免其他途径的尼古丁摄入。

（12）不要饿着肚子上床,但也不要睡前大吃大喝。

（13）睡前 6 小时不做剧烈的体育活动。坚持锻炼是应该的,但不要在太晚的时间做。

（14）不用或慎用安眠药。尽量不要长期使用,必要时可间断服用。服用安眠药时不要饮酒。

（15）尽量抛开那些困扰你的事情。如果有可能,在白天找个时间把问题解决了,或允许自己次日再想。床是休息的地方,不是思考的地方。

（16）把卧室布置得安静而黑暗,温度略低。简而言之,卧室就该像个山洞。山洞里的蝙蝠就是睡眠的冠军,它们每天睡 16 小时。

2. 了解睡眠卫生知识对失眠有一定的预防作用,应避免三个误区

（1）（漫画一　小丑说风凉话）谁都知道健康的习惯好,就是谁也做不到,学了也没用。

熟悉了这些卫生常识至少可以先有个清晰的判断,知道哪些是不符合睡眠规律的习惯。只有先了解才有可

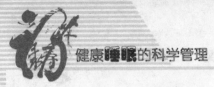

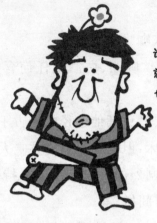

谁都知道健康的习惯好，就是谁也做不到，学了也没用

能行动。可能目前做不到，当你认为确实有必要时就能改变习惯了。或者做不到一直坚持，但可以在有条件时尽量做到。

（2）（漫画二 小丑说风凉话）这些要求我不能都做到，所以一定睡不好。

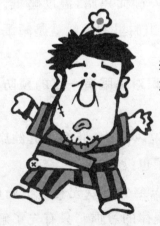

这些要求我不能都做到，所以一定睡不好

这些建议只是帮助你睡得更好，但并不是达到高质量睡眠的必要条件。可能你没有做到这些，但是已经睡得很好了。别忘了睡眠本来就有很强大的自我调节功能。

（3）（漫画三 小丑说风凉话）我都照着做了，怎么还是睡不好？

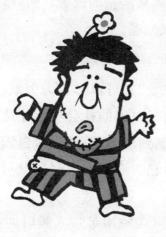

我都照着做了，怎么还是睡不好

这里罗列的只是最基本的建议，不可能涵盖所有的影响睡眠的因素。虽然如此，你进一步需要做的恐怕不是再去寻求更多的帮助睡眠的办法，而是要分析一下自己的睡眠问题与哪些因素有关，如何解决。存在的问题，往往不是你寻求不够，而是做得过分了；而且由于你对睡眠过度关注，越来越陷入恶性循环，因此睡眠卫生问题尤其重要。

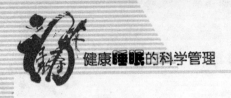

第三节　自我评定睡眠质量

　　失眠患者去看医生,经常问的一句话是"我的失眠严重吗"? 失眠程度,看来似乎是个主观感受的问题,其实也有相应的标准可以考评;而且在治疗过程中,患者对自己失眠的感受,直接影响睡眠质量的改善。所以,确实有必要评估一下自己的睡眠问题。

一、失眠的界定

　　各种形式的"睡不好觉"都可以形容为失眠。但是,只有达到一定程度,影响了白天的社会功能才达到失眠的标准。如果只是昨夜躺到后半夜才睡着,白天一切如常,就不要过早地认为自己失眠了。失眠一般可以分为以下几种。

　　(1)睡眠潜伏期延长(入睡困难):入睡时间超过30分钟。

　　(2)睡眠维持障碍:夜间觉醒次数≥2次或凌晨早醒。

　　(3)睡眠质量下降:睡眠浅、多梦。

　　(4)总睡眠时间缩短:通常少于6小时。

　　(5)日间残留效应:次晨感到头昏、精神不振、嗜睡、乏力等。

　　失眠出现的时间长短不一:一般出现几天的称为一

过性失眠；失眠 1 个月称为急性失眠；超过 1 个月，未达 6 个月的称为亚急性失眠；超过 6 个月，称为慢性失眠。这种分法本身就说明了失眠的时间规律比我们想象的要长得多一些。连续 1 个月睡眠不好，自己猜测情况已经很严重了，但实际上还是属于急性失眠。这种失眠经常是由于某种事件或应激引起，还是容易恢复的。亚急性失眠则往往涉及一些情绪、心理、社会的因素，需要积极做些调整，及时控制。对于慢性失眠，经常会涉及各种复杂因素，更要全面认识，循序渐进地改善。

二、评估工具

"匹兹堡睡眠质量指数"是个比较具体、便捷的量表，可以用它对自己的睡眠情况做个大致的评估。亦可以坚持写"睡眠日记"（表 2），一方面让自己清晰地知道睡眠的变化趋势，另一方面有助于总结有哪些因素对睡眠有影响。

表 2　睡眠日记

日期
昨天睡午觉了吗？睡了多长时间？
昨天服用什么药物？
昨晚什么时间上床？
今早什么时间起床？
昨晚入睡大约花了多长时间？

第二章　睡眠的心理卫生

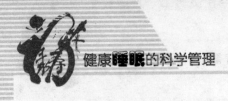
续表

昨晚睡眠中醒来多少次数?
昨晚总共睡多少时间?
今早起床后的感觉如何(精神恢复;精神恢复相对满意;精神有部分恢复;稍微恢复一点儿;一点儿都没恢复)?
与上个月平均水平相比,昨晚睡得怎样(好很多;好一些;接近;差一些;差很多)?
昨晚干扰你睡眠的客观因素是什么(如室内温度低、雷电、疼痛)?
昨天饮用含咖啡因的饮料(种类、量和饮用时间)了吗?
昨天做体育活动(活动持续的时间和开始活动的时间)了吗?
昨天上床前2小时内进食没有?
昨天入睡前1小时内从事什么活动(如看电视、聊天、工作等)?
其他影响睡眠的因素(如学习压力、夫妻关系等)昨天的状况如何?

　　注:①每天早晨起床后填写。②不需要把时间记录得特别准确,尤其不要为了准确记录时间反复看表。③对于需要判断程度的问题,不要推测,只要按照自己的真实感觉填写。④连续记录至少2周,才能比较客观地分析出睡眠情况及变化趋势

三、自评有主观性

　　类似许多自觉症状,失眠也是一种主观体验,难免会有偏差。有人会说:"我昨晚都没合眼。"而家人可能会纠正他"我都听见你打呼噜了"。这不是失眠者故意撒谎,而是人们都会出现的正常心理现象。很多研究也发现了这一点——测量患者入睡所需的时间和睡眠总时间,用睡眠脑电图的记录作为客观指标,用患者自己的估计做为主观指标,比较两者的差异。记录数据显示,失眠者往

往往会高估入睡时间,又低估睡眠的总时间,就是说,把自己睡眠的情况想象得比实际要差。这也不难理解——躺在床上期待自己赶快睡着,正是"度日如年"的情境。另外,在一夜的睡眠中会出现几个时段的浅睡眠,人可能在此时有所意识,以为自己还没睡着,甚至可能经过了一个周期的深睡眠,再次进入浅睡眠时,感觉自己一直都在醒着。下面是心理医生与失眠者的对话。

患者:如此说来,睡不着时或者半夜醒来,还是看看表吧,判断时间就准确了。

心理医生:这可不是好办法。一直在惦记着自己要多久入睡,或者看表到底睡了多久,就会越来越焦虑了。准确的时间并不重要。自己放松一点,"虽说睡眠还不太好,但是我睡得还是比我感觉到的多呢!"反倒是这个认识更重要!

第四节　什么因素会干扰睡眠

一、外界环境

确实有某些外因会干扰睡眠,如床铺、噪声、光线、温度等,有时单纯一个外因就足以让人失眠,这时确实有必要去除这些外因。不过也要注意避免另一个极端:外因拉响了心中的警铃!人的本能有强烈的自我保护功能,

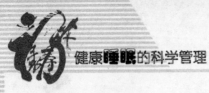

外界影响不是耐受不了。但是,失眠者会不自觉地强烈关注着与睡眠相关的因素,伴随着或轻或重的责备和埋怨,迁怒的对象常常是周围的人或事物。例如,

——室友怎么还窃窃私语!这我怎么睡得着!

——打呼噜吵死了!

——上铺的怎么老是翻身,摇得床直响。

——床铺太软/太硬了,怎么躺才能舒服些?

——我还是得去买个更舒服的枕头。

——走廊上怎么老有人走来走去的?

——窗外的路灯太亮了。

 不用说,这些想法让人烦恼、气愤或焦虑,但也许失眠者不会意识到,其实在头脑中反复斟酌这些念头就已经足以干扰睡眠了。换言之,内心的"噪声"可比周围环境的影响强烈多了。而且,人在睡不着时关注睡眠的想法容易走极端,到了白天再想想,原来睡眠没问题时都没觉得这些因素有那么大的干扰。

例如,王先生最大的问题是一旦醒来就睡不着了,接下来他就会在卧室和书房里来回"搬家"。躺在卧室觉得窗外有声音,搬到书房才能安静地入睡,睡了一觉再醒来,又觉得书房没有窗很憋闷,还得回到卧室才能睡着。一晚倒是勉强睡够了,可是要在两间屋子间换个两三次,总不是个办法。

又如，李小姐最怕出差要与别人合住，其实旅伴很少有打呼噜的，但邻床传来的鼻息声在深夜总是那么清晰，听得人要崩溃了。在家还可以看着电视或听着音乐入眠，这时也不便用。后来发现了一个解决办法：打开空调，那种有节奏的嗡嗡声就能盖过呼吸声，总算可以入睡了。

这些例子听起来甚至有点说不通：觉得卧室有声音，就要换呀走呀？可醒来之前，不是睡得好好的，也没被声音打扰？听呼吸声睡不着，听空调声就能睡着？其实类似的例子有不少，失眠者也确实为之痛苦不堪，而非有意矫情。只是长期认为这个原因就是失眠的"罪魁祸首"，顺理成章，甚至想不到要去怀疑。无意中就让这个原因成为自己心中的"警铃"，殊不知打扰睡眠的其实不是外界原因，而是心中的"警铃"。

研究证明，人脑并不是平均地接收来自环境的所有的信号，而是有选择地注意某些信息，其他信号则是降为背景，不被注意到，也不产生干扰。为失眠烦恼时太过关注环境因素，就把本来属于背景中的声音拉到了前景，在你心里，你认定它是干扰，它就真的会成为干扰。

选择性注意：如两人在马路边交谈，来往的车辆发出的声音只是背景，两人只关注对方的说话声。如果这时一个人突然注意到周围的噪声，这个声音才成为"前景"，经他提醒，另一个人也觉得这噪声有干扰，于是两人决定

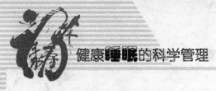

换个地方谈话（见下图）。

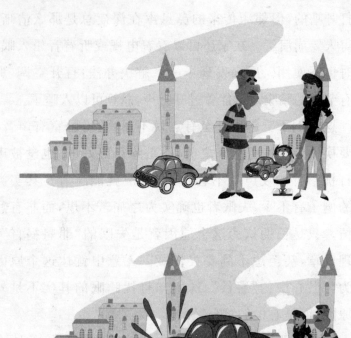

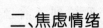

二、焦虑情绪

1. 认识焦虑 "明天要考试了，这几天都是在繁忙的复习中度过的。脑子里满是要记的内容，感觉又闷又胀。时不时就会感到莫名的紧张，胸口好像压着一块大石头，非要长出一口气才轻松些"。

"最近有太多的事情要处理，千头万绪，又都有严格的期限，不能拖延。虽没有多少体力活动，却搞得腰酸背痛，手脚潮热，一阵阵心慌。整天眉头紧锁，心情无缘无故地烦躁，脑子里一件事接着一件，好像过电影，想要安静下来什么都不想，却好像控制不住。偏偏忘性又大了，刚说过的事转身就忘，有时看个文件要反复看几遍才弄懂"。

这些感觉不陌生吧。的确，焦虑是一种很常见的情绪体验，是人对各种应激因素产生的反应。即将参加一场重要的面试，目睹一起车祸，亲人外出后意外失去联系，与别人发生矛盾，这些都是可以产生焦虑的应激事件。即使没有什么"特殊"的事件，长期处在各种日常的压力中，没有适当的调节方式，也可以引发焦虑。

焦虑的表现各种各样，我们常用这样的词语来描述焦虑的情绪体验：心烦意乱、坐立不安、紧张、胡思乱想。焦虑的人处在一种持续性不安、慌乱、恐惧的状态，有时莫名其妙地紧张、不安，担心会发生不幸，如遭受不如意事的打击，心理不平衡，无时无刻不在为未来发生的事情发愁、苦恼、烦躁，其精神状态表现为怀疑-忧虑-抑郁-惶惶然，犹如大难临头，整天提心吊胆、战战兢兢、紧张不安，常因小事而烦恼、自责、发脾气、坐立不安。引起自主神经功能失调，出现手脚多汗、心悸、呼吸急促、肌肉收缩、颤抖、尿急尿频、胸闷、压迫感、腹胀腹泻、咽部阻塞

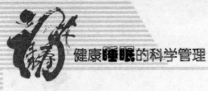

感、四肢无力麻木等症状。此外,背部有发热感、腰腿酸软、耳鸣、表情呆钝。有时,人们仅感觉到这些身体的不适,而没有明显的焦虑情绪。

日常生活中压力无处不在,大多数人可能不会意识到压力和紧张在靠近。可以根据如下内容进行自测:脖子、下巴、肩膀或背部感到僵硬;咬紧牙关或者磨牙;说话声音发颤;肩膀耸起;手握拳或脚趾蜷曲,手不由自主地颤抖;脚无意识地打节拍,腿时常抖动;前额或面部肌肉紧张,有时伴头痛;手脚或腋窝频繁出汗;易怒、对小事反应过度;经常皱眉;脉搏和心跳速度很快;动作突然失控,活动时肌肉僵硬、紧张;不规律、慢速地呼吸或者经常性地大喘气;感到窒息;感到胃部缩紧、腹部绞痛、恶心等;频繁眨眼或眼睛疲劳;频繁吸烟。如果你符合的项目越多,说明你的紧张情绪越重。

2. 焦虑与睡眠的关系　人在焦虑状态下,出现各种睡眠问题是非常普遍的现象。可能是难以入睡,或是睡得不沉,或是一会儿就会醒来,有人感觉像是一夜没睡,没能得到休息。梦到恐怖紧张的场景或去世的人也很常见。为什么会如此呢?

情绪不是单纯的"精神活动",也会引发一定的生理变化,焦虑情绪更是如此。当人处在焦虑状态时,体内会发生一系列变化,使人的神经系统很快进入兴奋状态,如果焦虑没有缓解，大脑中的兴奋状态就会一直持续，即使你自己感觉兴奋劲头已经过了，但是神经依旧"绷着那根弦"，让你无法安眠，你有时会有这样的体会——令你兴奋或焦虑的事情已经过去了，你也感觉到很疲劳，但就是没有睡意，这就是神经系统还在活跃的标志。

焦虑还会让人夸大了失眠的危害。因为焦虑常伴随着心慌、胸闷、头晕、头痛、肌肉酸痛、乏力等症状，尤其常有难以名状的身体不适感，而人们这时往往认为这些症状都是睡眠不好造成的，这实际上是"错怪"了失眠。

在调查中发现，失眠和焦虑互为因果，很多时候，"我失眠了"这个事实就是令我们担心或着急的原因。确实，失眠就意味着一个麻烦，有时不比缺钱、吵架、升职等麻烦小，甚至可能更严重。这种焦虑或轻或重，有的只在上床后才开始担心失眠，有的会整天忧心忡忡。有人这样做过试验：让人快速看几个不相关的词语，如花瓶、牛奶、书、茶几、床、苹果、孔雀等，稍后再让他回忆。每人回忆起的词有多有少，但失眠者往往都能回忆起"床"这个词。由这个结果我们就能发现，失眠者总会有意无意地关注着睡眠，就像炉火灭了，厚厚的炉灰下面还有一块炭是发红的。这种对睡眠的焦虑与我们对其他烦恼的焦虑一样，都是人自然而然产生的反应。

就这样，越是失眠就越是担心，越是焦虑就越难以安

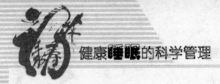

睡，成了一个恶性循环，到了最后，已经分不清是蛋生鸡还是鸡生蛋，而问题却始终不能解决，甚至越来越重。持续1个月以上的亚急性失眠常常与焦虑的影响有关。

3. 焦虑并不可怕　首先，通过前面的分析，我们已经认识了焦虑，在入睡前辗转反侧时，感觉到心慌、憋闷时就能清晰地知道，是焦虑又来了。的确，焦虑算得上是我们的老朋友，一生中总会时远时近的跟随着每一个人。

人走远路，脚上会磨出血疱；手被烫了，皮肤上会鼓起水疱。这是人体天然的自我保护机制，即使这个过程很痛苦，但这是保证你的身体不受损害。焦虑也是一种本能，就是因为人会本能地产生这种情绪，才能很好地保护自己，学会适应。这时人体可能会产生心跳加快、血压升高、发热出汗等变化，好让人能做出快速反应。试想原始人在丛林中遇到野兽，产生焦虑的反应后他就能马上投入战斗或者逃跑。现代人也需要焦虑反应，才能在紧要关头充分发挥潜能，或者在危险场合机智地应对。通常焦虑不会对人体造成真正的伤害，只是使人产生不适的感觉，这是拉响警报而已，不会真的危害健康。如果你发现自己很怕产生焦虑感，恐怕你是把它当作"敌人"了。

有时焦虑感会很强烈，甚至会明显感觉到它的程度很快地上升，好像要失控了，这也并不可怕。焦虑的变化有一个基本规律，就像爬过一个山头，上升到一定程度后一定会逐渐消退，绝不会一直不停地上升，也不会失控。你也不需要努力地控制它，顺其自然是最有益的态度。由它去，很快就会自动缓解。

当然，也有焦虑持续存在的情况，可能因为压力很难消除，或者受到的冲击太过强烈，或者有生理的原因，也可能原因是错综复杂的。前面提到的焦虑与失眠的恶性循环就会让焦虑持续，这就有必要采用一些积极的方式缓解焦虑，中断这个恶性循环。

三、放松训练

放松训练是常用的办法，尤其是对与紧张相关的疼痛、肌肉僵硬等。经常有人坐着或躺着做放松练习时不知不觉睡着了。当你在入睡前有明显的焦虑，躺在床上做放松，就是再合适不过了。

1. 放松训练之一：腹式呼吸

（1）把一只手放在你的腹部。

（2）通过鼻子慢慢地、深深地吸一口气，把空气送达你能做到的最低的部位。做得正确时，你的腹部鼓起来，手会感觉到抬高，胸部只有轻微的升高。如果还不自如，就在吸气时主动鼓起腹部，找到这种节奏。

（3）屏一会儿气，然后慢慢地通过鼻子或嘴（你喜欢怎么样都可以）把气呼出去。当你呼气的时候，让整个身体放松（你可以想象你的手臂和腿变得松松的、软软的，

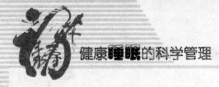
像一个布娃娃)。

(4)重复做慢慢的、充分完全的腹式呼吸。尽量让你的呼吸平稳而有规律,不要一下子吸一大口气或一下子把气都呼出去。在吸气时慢慢地数到4,然后呼气时也慢慢地数到4,这将有助你放慢呼吸。记住在每次吸气后都要屏一会儿气。可能开始时你觉得有点头晕,可以停止练习15~20秒钟,用正常的方法呼吸,然后再重新开始。

2.放松训练之二:肌肉放松 坐好,尽可能地使自己舒适。首先握紧右手拳头,逐渐握紧,再握紧。在你这样做时,你要体会紧张的感觉,继续握紧拳头,并体会右手和右臂的紧张。一下子放松,再来体会右手肌肉松弛的感觉。现在,你左手重复这样做,以同样的方法让全身各处肌肉逐一放松,不要太匆忙,让自己每一步都能感受到充分的紧张和松弛。完成全套练习只需20~30分钟,请将这30分钟的时间完全留给自己。具体操作步骤如下。

(1)握紧拳头—放松;伸展五指—放松。

(2)收紧二头肌—放松;收紧三头肌—放松。

(3)耸肩向后—放松;提肩向前—放松。

(4)保持肩部平直转头向右—放松;保持肩部平直转头向左—放松。

(5)屈颈使下颏触到胸部—放松。

(6)尽力张大嘴巴—放松;闭口咬紧牙关—放松。

(7)尽可能地伸长舌头—放松;尽可能地卷起舌头—放松。

(8)舌头用力抵住上腭—放松;舌头用力抵住下腭—放松。

(9)用力睁大眼睛—放松;紧闭双眼—放松。

(10)尽可能地深吸一口气—放松。

(11)肩胛抵住椅子,拱背—放松。

(12)收紧臀部肌肉—放松;臀部肌肉用力下压—放松。

(13)伸腿并抬高15~20厘米—放松。

(14)尽可能地"收缩"—放松;绷紧并挺腹—放松。

(15)伸直双腿,足趾上跷—放松;足趾伸直—放松。

(16)屈趾—放松;足趾—放松。

3. 放松训练之三:冥想　想象一个悠闲安静的场景,如一轮明月照在平静如同镜子般的湖水。婴儿在摇篮中。儿时的回忆,树的样子、喷泉的样子、花草的样子……还有小鸟的鸣唱、微风拂面的感觉,阳光照耀下温暖的感觉……想象这些感觉,让自己沉浸其中,身临其境。

四、赋予睡眠意义时的误区

1. 对睡眠的认知不恰当　文娟今年如愿地考上了大学,经过一段时间以后,她适应了离家的新环境,学习和

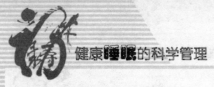

生活都逐渐步入正轨。一个周末,她与几个同学一起去参加了一个聚会,大家玩得很尽兴,不知不觉就过了午夜,回到宿舍已是凌晨3时。兴奋劲还没过去,躺在床上睡不着,忍不住又谈论起来,索性一夜没睡。接下来的晚上,文娟想"缺觉对身体最不好了,我一定得好好补一觉,早点上床吧"。可没想到翻来覆去睡不着,越是想快点入睡越着急,满心盼望快点熄灯。可是熄灯后等到室友都睡着了自己还是醒着,想起床看会儿书又觉不合适,文娟更是懊恼,还莫名奇妙地觉得有点害怕,结果又是一夜未睡。

这下文娟可真紧张了,好好地怎么会失眠呢?这样下去可怎么办!这事搅得她白天都有些失魂落魄,精疲力竭的她干脆躺下睡觉。可是睡又睡不踏实,好像周围什么事情都知道。今天晚上能睡着吗?她都有点不敢想,只能忐忑不安地等着,不知怎么办才好。接下来的两晚还是似睡非睡,白天什么都干不成,整个人都憔悴了。同学们也为她担心起来,劝她去看病。进了诊室,文娟就忍不住哭了:"医生,快救救我吧。"

具体到失眠这件事上,更是如此,失眠后的焦虑其实是由于我们对失眠的认知引发的,而不是失眠这个事件引发的。你怎样看待睡眠?失眠让你想到哪些?也许你一下子无从谈起,我们不妨从几个侧面启发你的思考。

经过前面的分析我们已经知道,把一件事看得过重了,"放不下",就容易产生焦虑情绪,而焦虑情绪又对睡眠有直接的影响。如果把睡眠的重要性变成了一种威胁,相应的焦虑就不免过于强烈。失眠者需要把对睡眠的认识恢复到客观的程度,避免过度焦虑,"别被纸老虎吓破胆"。

常见的这类想法有:"睡眠不好会得病。""睡不好容易衰老,皮肤就不好了,掉头发。""睡眠不好明天会很疲劳,影响工作(没法考试)。"甚至有些长期失眠的人会感到自己事业不成功主要是因为睡眠不好。"失眠很难治,我要是得了失眠可太糟了"。

人们为什么会如此警惕失眠?可能有几个方面的原因。

(1)社会宣传:睡眠当然很重要,就像吃饭、喝水一样谁都离不开。可是现代社会竞争越来越激烈,生活内容越来越丰富,人们需要更多时间来工作、学习、交友或娱乐,这些增加的需要只有靠牺牲睡眠的时间来填补。甚至社会上普遍存在着不健康的倾向,"挑灯夜战"、"闻鸡起舞"成了勤奋努力的象征,学生更是如此,要想有好成绩就不可以贪睡。可以说,社会文化中存在这种现实——人的睡眠需要被剥夺、被压制了。这确实是人类忽视客观规律,过分强求欲望,不惜牺牲健康的表现之一。

在社会宣传中一直很重视睡眠不足的危害,有时会着力渲染,主要目的是使那些忽视健康的人们警醒,积极改变不良的生活方式。不幸的是,关注此类信息的往往是失眠者,他们因为某些原因出现失眠后,开始关注睡眠相关的信息、关注睡眠不足的影响。看到这些宣传就感到"失眠真是可怕";绝望地认为"我的睡眠机器坏了,不会睡觉了"。其实,你的睡眠机器只要认真地维护,就可以工作。实际上,社会宣传讲的严重后果是缘于"持续地长期睡眠剥夺",而不是一般的"入睡困难"或"睡眠不好"。其中提及的患病、衰老、能力下降等后果也不是绝对的,而是"容易出现"、"可能造成"等。况且,所说的不良后果也不仅仅是睡眠不足造成的,还要联系到其他不良的生活方式。失眠者把这些后果直接联系到自己身上,不免有如叶公好龙,自己吓着自己了。

(2)中医理论:中医理论中确实非常强调睡眠的重要性,并且重视睡眠的时段,认为睡眠不仅能使人的体力和脑力得到休息,还对五脏六腑的功能有直接影响,睡眠需要与自然界的节律和人体阴阳消长、气血运行相匹配,才最有益于健康。有人就会担忧"到了子时还睡不着,心肾不交"!但是,如果因此惶惶不安,却正是悖离了中医理论。

中医理论的精髓在于——整体的视角与动态平衡的

观点。中医养生所提出的哪些好、哪些不好也都基于这种动态变化的观点，而不是"如有违背必遭惩罚"的思维逻辑。所以不应该把失眠绝对化为"可怕的病"，而只是身体给自己发出的一个信号，告诉你现在需要做些调整，改变某些对自己不利的因素，这些可能是生理上的、心理上的或行为上的。用生硬的、排斥的态度对待失眠反而会带来更多不平衡的因素。一段时间的睡眠不好可能对健康有些不利，但也不会让人就此丧失健康。

（3）个性因素：有一些人常年累月睡眠不足却不听劝导，又有一些人失眠一次便忧心忡忡，可见人们对待睡眠的差异多么显著。人的个性特点千差万别，看待睡眠的态度就显著不同。如果你发现自己个性比较谨慎、细致，或者是比较悲观、遇事容易担心的人，有必要考察一下自己对睡眠的态度：是否过度关注失眠带来的不利影响了？是否把失眠看得太可怕了？是否对身体自己的防御和调节能力太不信任了？还是那句话：与失眠作斗争，在战略上藐视，战术上重视，才能胜利在握！

2. 对睡眠的预期　失眠者往往基于理想化的设想或道听途说的规律，建立了一个"好睡眠"标准，却不符合睡眠的客观现实，一旦违反了自己设定的标准，反而容易让自己受打击，怎么也无法达到好睡眠。下面是几个关于睡眠客观事实的常见误区，如果你自己制定的守则中有

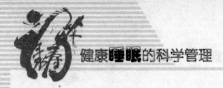
如下一条或者几条,是时候该把它们删除了。

(1)必须睡足 8 小时:8 小时是通常认为的平均睡眠时间,但绝对不是"标准时间"。一个人要睡多久才够?这个数字一定是因人而异的。而且应该注意一点,失眠的标准定在 6 小时而非 8 小时,这是因为研究发现多数人如果能够睡到 6 个小时,身体就能得到必要的休息,因此也有 6 小时是"核心睡眠"的说法。判断睡眠是否足够,最好的标准是白天的感觉,如果精力充沛、效率正常,就说明睡眠够了。另外,也不必要求每天都睡得好。人体的睡眠中枢有强大的调节能力,睡眠不足后,能够"自动"让你睡得深些,或者醒来迟些。实际上,并不需要你用意识来调控,反倒是少用意识干扰它更好。

(2)做梦就说明没睡好:有人认为,睡眠就应该大脑"彻底休息",那么做梦就说明没有休息。事实并非如此,做梦是睡眠的正常形式,而且进入做梦的阶段之前一定经过了深睡眠阶段,说明不仅是睡着了,而且体力和脑力都得到了一定的休息。

(3)为了明天一定要睡好:最受失眠折磨的人群恐怕要数学生和上班族了。原因很明显:万一睡不好,明天可怎么办?听不进课、考试发挥不好、工作出错、精力不足、支撑不过一整天……果真如此吗?很多科学家对此进行试验,至今没找到睡不好对白天的状况有什么明显的不良影响。当然，所有受试者都会困倦想睡，自我感觉不好，但他们从事常规工作毫无问题，思考能力、反应能力和体力都没有明显减退。只有让他们执行单调、久坐的任务或是进行创造性工作时才会表现不好。如果是次日有重要的事，就更没必要担心了。因为应激状态下人自然会兴奋起来，这股力量可以轻易战胜一个晚上没睡的疲惫。运动员在比赛前夜睡不好觉是常事，可到了第二天的赛场上，肾上腺素暴发分泌，仍使他能超水平发挥。我们自己也可能有过这样的经验：除夕守岁时全家热热闹闹，看节目、玩牌，即使彻夜玩乐第二天也照样窜亲访友；有时需要加班熬夜，第二天还要照常工作，也不会坚持不住。简言之，今夜睡不好，明天顶多有不舒服的感觉，而不会对明天要做的事有什么影响。

（4）睡眠不足影响健康：从严格意义上说，这种看法不算错误，睡眠是生命必需的，当然与健康密切相关，而且睡眠情况就是身体健康状况的表现之一。但是，对健康的理解不能太极端。健康与疾病就像一把尺子的两端，每个人的健康状况就是这把尺子上的一个点，不可能要求自己处在"完全健康"的点上。短期的失眠对人的生理功能影响其实很轻微，但多数失眠者倾向于把这种影响扩大化，认为"失眠引发心脑血管病"、"失眠加快衰老"、"失眠会得精神病"等。也许对轻视睡眠的人有必要

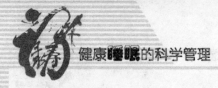
强调睡眠不足的危害。而对失眠者来说，倒是真应该提醒自己把视野放宽广些。

3. 对睡眠的强求　除去上述那些对睡眠整体上的认知误区，还要注意的是你躺在床上时的想法。睡眠是个矛盾的行为，越是强求，命令自己"快入睡"，就越是睡不着，绝对是欲速则不达。

——再多躺会儿，努努力，我就不信睡不着。

——睡觉这么简单的事我都不会了！

——快睡吧，连睡觉都管不了自己，还能干什么！

——放松！怎么又想这些没有用的事！

——糟糕，又要睡不着了。

很多人在失眠时都有过类似的想法，它们都来自一种强求的态度，有点像个妈妈催促孩子睡觉。可是聪明的妈妈决不会在孩子上床后还不停地说教、批评或强硬按住孩子的手脚。她只要陪在孩子身边，安静地等他入睡。实践中也是一样，对待自己的失眠要尝试着做个耐心的、温柔的妈妈。告诉自己"顺其自然"，停止给自己提要求，也不要不容许自己"胡思乱想"。要知道思维不是完全受自己控制的，它本来就是一会儿飘到既往，一会儿又飘到将来，尤其在没有具体目标时更是如此。这是思维的特点，不会影响睡眠。常常是想着一件事时不知不觉就睡着了。不过，如果一直在想着某件让人情绪波动的事情，就可能反而睡不着了。这时应该把自己的思维拉开，转而想些别的，而不要责备自己。

4. 睡眠习惯不良　在不受干扰的情况下，人的睡眠功能可以在短期波动之后恢复正常。可是有时失眠者为了缓解失眠做出的一些努力反而阻碍了这些功能。下面列出了最典型的三种，你不妨对照一下，看自己是否已经养成了这些有害的习惯，如果真的已经出现，一定要尽早扭转。

（1）不良习惯一：即使无倦意也要准时上床或特意提早上床——睡眠效率降低。这种行为看上去似乎有道理，其实很危险，因为它会逐渐带来更多的睡眠问题。睡眠效率是指睡眠的时间与在床上的时间的比值。举例来说，如果一个人晚上 20 时上床，而 22 时才睡着，第二天 6 点起床，那么他的睡眠效率就是 8（实际睡眠时间）/10（在床上总共的逗留时间）＝80％。睡眠良好的人平均的睡眠效率应该达到 90％，而很多睡眠不好的人平均的睡眠效率只有 60％～70％，也就是说，他们躺在床上的时间有 1/3 都是醒着的。这样做的不良后果绝不止是浪费时间，更重要的是会加重失眠。首先，提前上床就减少了身体"清醒"的时间和活动量，相对地减少了困意。另外，没有困意时上床很容易产生焦虑感，反而影响睡眠。如果时间久了形成条件反射，一上床就紧张或者是很清醒，这种

习惯更难克服。

如果已经形成了睡眠效率很低的不良习惯,可以用"睡眠限制疗法"来纠正。最初患者的睡眠效率一般低于80%,那么就把上床的时间延后,起床时间不变,使在床上的时间等于患者正常时的睡眠时间。如果这样可以使睡眠效率达到80%～90%,则继续坚持这样的上床时间;如果仍低于80%,就将在床上的时间再减少15～30分钟,这就要把上床的时间再延后。每天都按这个原则调整上床的时间,有可能连续好几天睡眠效率都不能达到80%,那就需要每天都比前一天晚上床,但不要减到在床上的时间小于4小时,那样睡眠时间就太短了。坚持1～2周后,睡眠效率就会升高,如果升到90%以上,就可以把上床的时间提前15～30分钟,这样再逐渐调整,直到睡眠时间恢复到正常。

(2)不良习惯二:早晨醒后也要躺在床上试图再睡,力争睡够一定的时间——睡眠节律延迟。许多人感觉自己缺觉,会在次日或周末有意地晚起床,"补补觉"。对睡眠功能没有紊乱的人,这个调整不成问题。很多学生或上班族经常这样做。但是,对于有些失眠者,这个策略只是让他短期之内舒服些,长久下来反倒会加重失眠。

喜欢周日补觉的人可能都有这个体验——周日晚上失眠。这不只是与第二天上班的烦恼有关,也与生物钟有关。人体由生物钟来控制昼夜节律,问题是生物钟不能像石英钟那样,无论外界如何都始终保持恒定的周期。生物钟会受到光照、人体活动等多种因素的影响,最新的研究还发现体温周期也在其中起作用。起床晚,开始活动和接受光照的时间都延迟了,体温开始升高的时间也延迟,夜晚体温下降的时间也会随之延迟。结果就是,到了该上床睡觉的时候,体温还不能按平时的周期下降,人体的生物钟也没有走到"夜间",也就不容易有困意。

更极端的情况是,有些失眠者认为自己的当务之急是补觉,或感觉精力不好需要休息,于是一连数日躺在床上,很少出门,活动也少了,甚至把工作、娱乐、交际都推掉。这样会更加干扰睡眠节律,一是生物钟更难调整,二是睡眠周期也变得紊乱了。当睡眠时间过长时,前述各个阶段的睡眠比例发生变化,浅睡眠增多,深睡眠反而减少。这就好像把一桶水倒进一个浴缸。睡眠的需要量是一定的,分散在过长的时间里,就不能达到一定的深度。所以,并不能像人们希望的那样"把休息补回来",正好相反,这样的睡眠使体力和脑力都不能得到恢复。

对待这种因为"补觉"而让睡眠更加恶化的患者,一些睡眠中心专门有一种疗法,不论前一晚入睡有多么晚,第二天都要按规定的时间起床。起初患者会感觉非常难受,但坚持几周之后,睡眠质量就会大大提高。因此,如

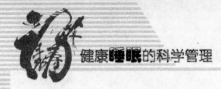

果你发现自己或多或少有白天晚起的倾向,一定要有意识地克服,每天都按固定的时间起床,即使还没睡够也要坚持,避免进一步把生物钟搞乱。

(3)不良习惯三:长期入睡前焦虑形成条件反射——走进卧室或躺在床上就紧张。条件反射是动物都具有的一种学习能力。这就是大家常说的"狗流口水"实验。A刺激引起我们某种反应,而 B 刺激跟这种反应压根无关,但如果两种刺激一同作用,在反复多次后,我们就不知不觉地把它们联系起来,即使 B 刺激单独出现,反应也照样产生。这并不是人不够聪明,而是人本能的通过经验学习的能力。但是,这种能力有时会给我们带来麻烦。可能最初只是因为考试临近产生压力,每晚入睡前都很紧张。持续时间久了,就把上床与紧张联系起来。考试结束了还是一上床就睡意全消。知道已经没什么好紧张的,但还是不由自主,甚至失眠者自己都没有意识到这种条件反射是怎么形成的。固然,确实有的失眠者会发现奇怪的现象:别人都是到新环境里睡不着,自己却是换个地方才睡得香。

如果这种条件反射已经形成该怎么办呢?好在条件反射可以建立,也可以消退。只要把这种刺激与反应分离开,就能慢慢把这种条件反射忘记,这称为刺激控制法。具体做法:①只在困倦时上床。②卧室和床只用来睡觉,不进行其他活动。③如果 15～20 分钟内无法入睡,应该离开卧室,等有睡意后再睡。这样做的目的是建立卧室或床与困意和入睡的联系,消除卧室与焦虑的联系。④如果还是不能入睡,重复第三步,若必要可多次重复。⑤每天都在固定时间起床,不管夜间睡了多久。⑥白天一定不要打盹。

按照这个办法来消除已经形成的条件反射也是很不容易的,刚开始一个夜晚要起来数次,甚至十余次,折腾到后半夜才能入睡,而第二天还要按时起床,没办法睡够。这种人为的睡眠剥夺是必需的。难受的只是开始阶段,坚持几天之后,入睡就会容易得多了。

5. 疾病与药物对睡眠的影响　很多疾病都会有失眠的症状。了解这些有两方面的好处:一是因为注意到失眠而及时诊治疾病;反过来,也可以在已知自己患有某种疾病时,了解到失眠不是新问题,而是这种疾病带来的。

(1)抑郁症:失眠是抑郁症的重要表现,有时可能是最早的表现。早醒是抑郁症引起的失眠较为特征的表现。

(2)躁狂:情感障碍的另外一种类型,即情感高涨,这时患者非常兴奋,活动多,自觉不需要睡眠,即使入睡了也很快就醒来。

(3)焦虑症:轻度焦虑情绪就可能对睡眠有很大影

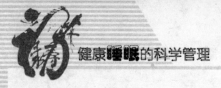

响,焦虑症患者出现睡眠问题自然非常常见,主要表现为入睡困难和睡眠维持困难。

(4)惊恐障碍:是一种急性的焦虑障碍,反复出现强烈的恐惧、濒死感或失控感,伴有多种身体不适的症状。这种发作可能夜间出现,有的患者甚至只在睡眠中出现。不仅影响睡眠,还可能使患者很害怕上床睡觉。

(5)甲状腺功能亢进:机体代谢加快,患者睡眠减少,白天精神却还不错。

(6)睡眠呼吸暂停综合征:只在夜间出现。患者打鼾严重,但自己压根不知道,白天却精神萎靡,从事重要工作也打瞌睡。睡眠时家属在旁观察会发现间断出现呼吸暂停。

(7)痴呆、帕金森病、癫痫等脑部疾病:这些脑部疾病直接影响脑功能,可出现各种睡眠问题。尤其痴呆是老年人中经常出现的疾病。智能、记忆力的衰退在疾病早期都不容易被发现,即使注意到也不会认为是异常,常常是出现昼夜颠倒等睡眠问题之后才被重视。

(8)各种影响睡眠的症状:疼痛、憋气、夜间多尿、肌肉抽搐等症状都可能影响睡眠。有些疾病在夜间更容易加重,如心肌缺血、哮喘、胃溃疡或胃食管反流等。心力衰竭在夜间、卧位时出现憋气。慢性阻塞性肺病更会引起夜间频繁憋醒,这是机体的自我保护机制。患者熟睡后呼吸变慢，加以肺功能不全容易出现通气不足。这时如果不能醒来，会出现酸中毒和缺氧，使患者进入昏迷，是一种危重的情况。

（9）药物：很多药物有神经兴奋作用，尤其在用药早期明显影响睡眠。例如，氨茶碱、麻黄碱、甲状腺素、糖皮质激素（泼尼松龙、泼尼松等）、哌甲酯（利他林）、抗抑郁药（丙咪嗪、阿米替林等）。中药甘草因为有轻度的类激素作用，在敏感的人中也会引起失眠。常有患者出现了失眠的症状，不知是用药引起的，却认为自己为什么这样倒霉，又患上了失眠症，增加了不必要的心理压力。药物引起的失眠应采取停用药物或减少药量措施。

（10）酒精：很多人认为"喝点酒睡好觉"，或者希望醉酒就可以抛开烦恼，免得想事失眠，这可是一种危险的办法。酒精对大脑有抑制作用，确实可以让人入睡，但次日常有不适感。另外，酒精也容易耐受和成瘾。许多酒精依赖者起初是喝少量酒帮助睡眠，逐渐发现原来的量不管用了，就多喝些，这样越喝越多，这就是耐受。而长期大量饮酒可能使某些特质的人产生生理和心理上的依赖，不喝就很难受，这就是成瘾。用酒精帮助睡眠看似简单快捷，却是饮鸩止渴。

此外，茶、咖啡、可乐中含有咖啡因，烟中含有尼古丁，都是有兴奋作用的物质，均会引起各种睡眠问题。

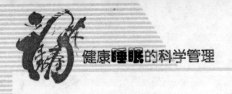

第五节 迈向更好的睡眠

一、寻求专业帮助

我们遇到问题时,要解决问题的第一步就是获得信息。现代社会信息来源非常丰富,但是其中确实有很多宣传可能是不科学的,不能盲目地听信。所以,不论自己的睡眠问题是否严重,如果希望获得更好的睡眠,一定要从正规的渠道获得信息。毋庸置疑,医院是个正规的信息来源,却偏偏不是大家常用的方式。国内进行过一次城市成年人的睡眠情况调查,所有出现过失眠的人中,有27％采取了措施,如亲友推荐的方法、宣传介绍的药物或保健品,以及看医生;然而,只有5％获得专业的指导。这可能有多种原因,但很重要的一点是大家认为医生治疗失眠只会开药,在这些人看来,如果我觉得没必要用药物治疗,就不必找医生。实际情况并非如此。也许某些内科或外科医生对睡眠问题了解不够,只知道失眠有药可用。但是,专科医生还是会根据患者的具体情况做全面的排查和指导。那么,睡眠的专科医生去哪里找呢?多数的心理科或精神科医生对睡眠问题有丰富的经验,另外神经科、呼吸科与睡眠关系较大,这两个科室也可能有些医生擅长诊治睡眠问题。现在有的医院还设有多科协作的睡眠中心。所以，你的睡眠问题要找专业的医生来指导。

二、心理和行为治疗

读过前面的章节之后，读者就不难理解，解决睡眠问题是很需要心理和行为治疗的。这倒不一定指什么高深复杂的技术，只需要跟医生谈谈前面提到的各种与睡眠有关的因素，请医生针对你的情况作出指导。

首先，要判断目前的睡眠问题是不是因为其他疾病或药物引起的。如果是，就要针对这些进行治疗。其次，就要分析如何减少其他对睡眠不利的因素，可能需要多花些时间反复讨论才能正确认识。不过，有时这些影响因素并不明显，只有详细了解才能发现，这就需要耐心地慢慢来，给医生时间，也给自己时间。有时不良的睡眠习惯很顽固，自己很难克服，也需要医生定期给予指导和协助，循序渐进。

有些情况是自己的性格特点造成的，那么在治疗睡眠问题的同时，也是你在尝试对付自己，做出少许改变。虽说本性难移，但是只要你将自己的思维视角稍稍矫正一下，天空就会变得开阔很多。确实有很多患者最初是因为睡眠问题就诊，最终不仅改善了睡眠，也意识到了自己原来的认识误区，或是改变了思维方式，于是豁然开朗，对工作或生活有了新的认识。

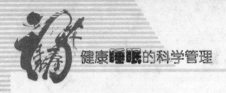

三、处理压力源

生活中很多事件是难以人为控制的,带来了无法逃避的压力,如面临考试、失业、婚变等。而现实很多情况不是这样无奈。你也许认为所处环境的压力不可能减轻,不过冷静下来仔细分析,仍然有可能发现一些负担还是可以从自己肩上卸下的,或者通过合理的时间管理,还是可以获得一些自己向往的轻松和自由。可以问问自己如下的问题,从而发现一些线索。

（1）是否对自己的要求偏高?

（2）是否把自己的时间表排得太满了?

（3）是否对别人的请求总是无法拒绝?

（4）是否时间安排不够合理,事倍功半?

（5）是否没能充分借助可以支持自己的力量（朋友、家属、社会服务者）?

如果确实存在明确的压力源,就非常有必要学习一些应对压力的技巧。目前,这方面的书籍、课程或咨询人士很多,读者不妨继续深入了解。

四、舒缓焦虑情绪

即使压力源不容易消除,还是可以给自己找到一些暂时缓解焦虑情绪的方式,让自己先从烦恼中脱离出来,稍事休息。每个人青睐的减压方式可能很不同,有人喜欢与朋友喝酒聊天,有人喜欢到歌厅狂喊,有人喜欢开车兜风,有人喜欢逛街购物,还有看电视、听音乐、读书、跳舞等。有了这样一些方式就好像有个避难所,需要时可以借此解脱一下。

除此之外,还有一个几乎对所有人都适宜的办法,就是体育活动,如跑步、散步、游泳这些有氧活动可以调节体内的激素和神经递质,直接起到对抗焦虑的作用。如果你实在提不起兴趣做运动,不妨把它当做治疗焦虑的药物,而且还是没有任何不良影响的、完全免费的,这样有百益而无一害的良方,接受起来会不会感到容易一些呢?在运动之初,可以先从散步开始,以后再逐渐增加运动量。有的人会说:"我一动就心慌,害怕一动就'犯病'。"因此一直小心翼翼的。其实,完全不必如此,除非你有心脏病或高血压这类确实限制活动量的疾病。焦虑带来的不适感再严重,也不至于一动就"犯病",更不会带来生命危险。相反,焦虑患者常会有这样的感受:整日感觉腰酸背痛,疲乏无力,跑跑跳跳后反而会感到身体轻松了不少。

五、改变消极认知

谈到焦虑情绪,人们常有这样的感想:为什么我这么紧张,他却不紧张?这其中一个重要的因素就是认知。认知就是一个人对事物的想法和态度,这些决定了人在

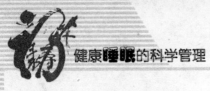

某个场景中产生怎样的情绪。例如,一个人在上台演讲前想着"我要崭露头角了"!带着这样的想法上台,即使有些紧张,他表现出来的也是积极向上的情绪,他的注意力就容易集中在演讲内容上。反之,他如果想着"万一讲不好就太丢脸了"!就会非常紧张,造成发挥失常。认知对情绪的影响就是这样快速而直接。

不难想象,每个人的个性、经历、环境千差万别,对于同一个事物也会产生完全不同的认知。这其实是说明客观存在"多元化"的认知方式,并非只有华山一条路。又如,明天打算去找老板要求加薪。想着老板可能会怪我自不量力吧?不免提心吊胆。转念一想,正好借此机会让老板对我多些了解,没准老板还会觉得我提这个要求是有能力、有信心的表现,不加薪也能加分吧。如此焦虑感必然会减轻。当然,不是对待所有事物的认知都能这样轻易地转换。但是,生活还是有很多地方可以灵活些,我们尝试着改变认知可以有效地减轻焦虑。

对于有些人来说,改变消极认知不会这么简单,因为有时消极认知态度已经成为一种习惯,好像条件反射,不需要细想就跳了出来,焦虑情绪随之产生,让人都注意不到,觉得"是事件让我焦虑的"、"我什么都没想"。从心理学角度看,事件本身并不会引发人情绪上的反应,让人产生情绪的是你对事情的认识,而这个过程往往不为人们所觉察。举个例子，猴子看到一个人走来，无论对方是警察还是停车管理员，它的反应都是一样的，可能有点好奇、有点警惕地注视着。如换成人，大脑在这个过程中，社会经验产生了认知评价，看到这两个人的情绪反应就会明显不同。看到停车管理员，你的认知是"我要交代他照看我的车"就没有紧张情绪；而警察走来会让人不由自主地紧张起来，被忽略的认知可能是"我违章了吗"？

不过稍微仔细分析一下，引起焦虑的思想还是能够被觉察到的。例如，可以问问自己以下问题：①是什么让我紧张起来的？②这个情况让我想到了什么？③我对自己说了什么？④我心里认为这个情况意味着什么？

有时候，虽然能发现自己的消极认知，但改正起来却很难，有时还是觉得"当然就是这样"，"这能不担心吗"？这多半还是因为长期以来形成了习惯，不去尝试突破。因此，需要把思维放宽，多花些心思才能改变。挑战习惯性思维其实并不难，选一个让你焦虑的事件，问问自己如下问题，认真给出回答。可能其中有两三个问题会起到敲门砖的作用。

（1）事情真的像我想的这样吗？有没有别的可能？

（2）我是不是把它想得太糟糕了？

（3）如果我的好朋友发生这样的事，我会怎么想？

（4）这件事有没有积极的意义？有没有相反的证据？

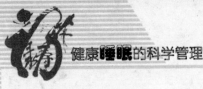

（5）是不是可以从其他角度看待这件事？换成别人会怎么看待这件事？

（6）如果出现了最坏的结果，我会怎么样？

（7）这件事到底有多重要？它会影响我什么？1个月后、1年后还重要吗？

（8）如果我只能再活1个月，它还值得我这么重视吗？

有时消极认知很顽固，虽然经过自我挑战已经发现了原来的认知是过于消极了，可还是忍不住那么想，忍不住为此焦虑。就像吸烟的人想戒烟，却不知不觉地就把烟夹在指间了。那么，就可以多做些练习，用些积极的认知来取代它，慢慢地抛开原来习惯的消极认知。

还要注意，有时焦虑情绪强烈和持久的程度已经达到了一定程度，成为焦虑症，需要正规就诊和治疗。

六、药物辅佐治疗

提到安眠药，人们若不是谈虎色变，至少也是抱着一种矛盾的心态，抱着希望，又有些恐惧。对于失眠患者一个很重的焦虑来源就是："我今晚到底要不要吃安眠药呢？"也难怪，因为我们听到太多安眠药危害的宣传，如很容易成瘾，伤肝伤肾，会痴呆，甚至还有人臆断"安定是精神类药品，治精神病的药，太可怕了"。但是，试想一下，如果安眠药真是有百害而无一利的东西，那么为什么还沿用了数十年,一直到现在呢?在这里,确实有必要讲讲关于安眠药的知识,还其本来面目:安眠药是有治疗作用的好药,但是使用不当会出问题。就好像学汽车驾驶,掌握不好会闯祸!

(1)治疗作用:人的神经功能和情绪调控要通过体内很多种化学物质完成。安眠药的作用与其中一种化学物质很相似,药物进入脑内,就相当于这种化学物质增加了,这在整个大脑复杂的网络里产生的效果是镇静、催眠和抗焦虑的作用。根据前面章节提到的知识,也就是大脑的清醒系统就会减弱,抑制系统就会增强,焦虑情绪减轻,兴奋性下降,还会产生肌肉松弛的效果,这些都是有助于睡眠的。过了一段时间,药物被分解排出,这些作用也就都消失了。

安眠药有很多种,特性有所不同。排泄的快慢由几小时到几十小时不等。起效的快慢也不一样,一般需要30～60分钟起效,但也有速效的只要几分钟。不同类型的失眠需要选择不同的安眠药。另外,不同人之间也有差异,同一种药张三用药效果很好,李四用药就不好,需要换用另一种药。用药一段时间后,身体对药物的敏感性下降,效果不像最初用药那么好了,这称为药物耐受,也是常见的现象。这时可以把药物的剂量稍微提高或者换用另一种药物。都是正规的用法,但需要由专业的医

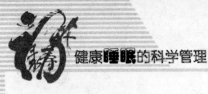

生指导。

(2)肝肾损伤：多数药物由肝脏分解为其他的物质，再经过肾脏排出，安眠药也是一样。不必为此过分担忧，因为这些是肝脏和肾脏的"日常工作"。肝脏的主要功能就是解毒，每天通过食物、皮肤等各种途径进入体内的有毒物质都要由肝脏处理。肾脏更是一刻不停地从血液里滤除废物。而且它们的功能都是非常强大的，即使肝脏切除了一半，或只剩下单个肾脏，这些工作仍然能够照常完成。

此外，随着科学技术越来越先进，药物安全性能也在不断提高，如很多心脑血管病患者可以长期服用多种药物而肝肾功能还是正常的，因为多数药物按常规剂量使用并不会超出肝肾处理药物的能力。只有极少数的药物（如某些抗生素）有显著的肝肾损伤。安眠药对肝肾的影响也属于前者，是对内脏毒性低且比较安全的药物。

还要说明一点，这里所说的肝肾功能是西医的概念，医生只需做必要的血液化验，就很容易判断。至于中医理论里的"肝"、"肾"所指的功能更加广泛和抽象，与分解排出药物关系不大。换句话说，"肾虚"、"肝火旺"都不直接影响我们服用药物。

但是，如果确实有肝肾疾病，如肝炎、肝硬化或肾衰竭时，使用安眠药就要很谨慎。实在需要使用时，也要很注意药物的选择和剂量调整。另外,即使安眠药安全性比较高,用量过大也还是有风险的。所以,一定要在专业医生的指导下使用。

(3)对认知的影响:安眠药有镇静的效果,未完全清除时可能出现困倦、头晕、反应慢等表现,就像昨夜喝醉了酒后的反应,称为"宿醉效应"。尤其在使用分解排出较慢的药物后容易出现,因为经过 7～8 小时的睡眠,药物在体内还有残留,称为"延迟反应"。这种不良反应很常见,所以首次用药后要注意观察,如果有这种反应,千万不要做驾车、操纵机械等需要保持警觉性的工作,以免出现危险。不过用药后足够长的时间,药物被充分清除以后,这些不良反应也就消失了。

那么,使用安眠药到底会不会引起痴呆呢? 痴呆是老年人常见的疾病,表现也与宿醉反应有些相似,容易被联系在一起。不过痴呆是一种多因素的疾病,可能的原因有脑血管病、遗传因素、脑部疾病或维生素缺乏等。但是,到目前为止,还没有任何研究可以证实痴呆的发病与服用安眠药有关,研究痴呆领域的专家们也不认为常规使用安眠药是痴呆的病因之一。

(4)成瘾性:成瘾性也称依赖性和耐药性。凡是具有依赖特性的化学物质都称为精神活性物质。从我们最熟悉的烟、酒、茶、咖啡,到野生蘑菇、镇痛药、安眠药,再到

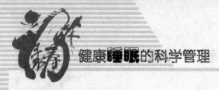

海洛因等毒品，其产生依赖症状的强弱不等。依赖也分为生理依赖和心理依赖。

对于安眠药来说，它的生理依赖症状就是使用一段时间之后，身体已经习惯了这种物质浓度比较高的状态，一旦突然停药不用，身体会出现不适感，如精神不振、心慌、烦躁等。但这类反应并不严重，多数人可以自己克服，或规定停药前缓慢减量，就可以避免。而且并不是每个人都会出现生理依赖的症状。安眠药并不会像毒品一样沾上就离不开。但是，如果是已经有过严重的物质成瘾经历的人，还是小心为妙，因为他可能具有对于精神活性物质比较容易依赖的特点。

还有一种常见的现象是服用安眠药后睡眠好转，因为怕成瘾，一两天后就尝试停药，结果发现不用更睡不着了（戒断反应），于是更加担心：这是成瘾了吗？其实这是一种误解。因为睡眠功能需要逐渐恢复，生物钟调整也要有个过程，短短几天内当然不能恢复正常，这时不用药睡不着很合理，说明失眠还没治好，而不说明成瘾了。

安眠药也会使人产生心理依赖，觉得用药就能睡，不用药就一定睡不好。有的患者只需要服下 1/4 片的安眠药，或者只需要服一点药物的碎屑，就能安然入睡，而不服药就是不行。这种心理与药物常有的安慰剂效应类似，我们可以合理的利用，而避免落入它的"圈套"。在失眠的早期是可以利用这种心理的,用药确实可以帮助我们消除焦虑,使睡眠功能尽快地恢复。等到焦虑情绪和不良的睡眠习惯都去除了,如果还是认为没有药物就不行,就是上了"心理依赖"的当。如果每晚都为"吃药还是不吃药"犹豫不决,加重了焦虑,反而倒是干扰了睡眠。但是,如果充分了解了前面讲到的那些睡眠原理,就容易避开这个"圈套"了。

有经验的医生对安眠药的特性和睡眠的原理都很熟悉,治疗中定期地随诊,适当地用药和解释,则心理依赖和生理依赖都是容易避免的。如果缺乏科学的指导,又没有处理好焦虑情绪和对睡眠的认知偏差,仅仅依靠安眠药睡眠,发生耐受后随意增加剂量,就可能出现药物成瘾,甚至出现药物慢性中毒。

(5)其他不良反应:安眠药加强了对大脑的抑制功能,清醒系统功能下降,可以引起呼吸抑制,在呼吸功能正常的人不会有问题,但在有阻塞性肺病的患者就要尽量避免使用。还有可能出现口干、口苦、尿潴留等,这些都与个体的敏感性有关,不一定会出现不良反应。一旦出现,停药后也会消失。

了解了这些知识,安眠药就不是那么可怕了。我们完全可以在必要的时候请它来助一臂之力,尤其是急性失眠和亚急性失眠中,安眠药可以打断失眠-焦虑的恶性

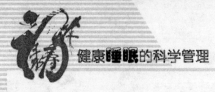

循环。因此,失眠治疗中提倡早期用药,控制症状后逐渐减量。在慢性失眠患者中,一般应间断治疗,按需用药,避免形成不良的睡眠习惯。

七、健康的习惯要坚持

1. 运动 健康的习惯不只是一句口号,运动对睡眠的益处也不是泛泛的空谈。大家容易理解,运动后身体感觉疲劳,就能入睡快,睡得沉。另外,运动使体温升高,有助于维持人体的生物节律。适度的运动还可以产生欣快物质——内啡肽,改善情绪。前面也提到了,运动是缓解焦虑情绪的有效途径。可以说,运动是一种没有不良反应的助眠"药物"。只是有一点要注意,如果在晚上做大量剧烈的运动可能反而干扰睡眠。这是因为剧烈运动造成了体温升高,而且肢体活动传给大脑的兴奋信号过于强烈,使大脑到了深夜仍不能进入抑制状态。这些都是不符合昼夜节律的。

失眠者对于运动往往有个认识误区,就是觉得自己没休息好,疲劳、困倦,不适合运动。这样就形成了一个恶性循环,越是不活动越是失眠。如果能够逆反过来,即虽然疲劳还是坚持每天活动半小时,慢慢地促进睡眠。睡好了,精力就更好,就更加愿意运动了。但是,还是不要太急于求成,一两天没见睡眠好转就懈怠了,至少要坚持2～3周,才能巩固地形成这种良性循环。

如何合理地运动呢？不必强调何种形式，只要遵循以下几条简单的标准：持之以恒，每周至少 3～4 次；有氧运动要使自己心率加快：合理的目标心率范围＝（220－年龄）×60％（＜75％），一般需达到 100 次以上，持续至少 20～30 分钟；运动前热身，适度做些伸展的动作，避免肢体损伤。

这样看来，要想运动确实不需要耽误很多时间、花费很多金钱，或是寻找专门的场所或设施。你完全可以在日常生活中留给运动一席之地：可以试一试爬楼梯去办公室；午饭前留出半小时散步或慢跑；下班的路上，提前 2 站下车后步行回家……只要你动动脑筋，就一定能找到可行的办法。

2. 饮食　饮食也会对睡眠造成一定的影响。人们常常热衷于询问"吃什么有助于睡眠"？甚至尝试各种古怪的偏方。这些"食疗"的效果因人而异，而真正普遍有效的还是坚持营养均衡的日常饮食。很多研究显示，如果缺乏 B 族维生素、无机盐、某些氨基酸都可能引起失眠。这不是要我们一定要补充微量元素，而是提醒我们均衡饮食的重要性。适当搭配蛋白质、脂肪和碳水化合物（米面等主食），注重摄入新鲜水果、蔬菜和粗粮等。

更重要的是如何安排晚餐和夜宵。现代生活使人们容易到晚餐时才有时间和心情享用美食，常常不能遵守俗

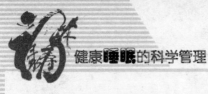

语所说"早吃饱,午吃好,晚吃少"。如果是失眠的患者,还是要特别注意,需要在入睡前保持半空腹状态。这就要求晚餐不要太晚,最好在晚 19 时前。也不宜过腻过饱,少吃兴奋性的、辛辣刺激的或导致胀气的食物。如果您发现自己容易夜间起床小便,就要注意晚间少喝水和汤。

有人的生活规律是晚餐较早,如果夜间又有工作或活动,容易造成睡前饥饿,饥饿感会提高人的警觉性,当然也不利于睡眠。所以,不要忍着饥饿上床,可以在睡前 30～60 分钟吃少量夜宵,要清淡易消化,不要超过全天进食的 1/5。可以睡前 1 小时喝 1 杯温牛奶、吃 1 根香蕉,或喝 1 碗小米粥。

八、带领自己进入正性循环

1. 相信身体自然的睡眠功能 很多人千方百计寻找"睡好觉"的方法,却常常南辕北辙,结果就是引起了焦虑,形成了不好的睡眠习惯或导致药物成瘾。其实我们已经了解,人体已经"配备"好了功能强大的睡眠系统。我们需要做的只是为它扫清障碍,或者停止干扰,让自然的睡眠功能慢慢"启动",就是最好的策略。遵循这个方向,我们的努力才不会偏离正轨,自然地进入不断上升的正性循环。

(1)使用安眠药,是为了去除缺乏睡眠造成的身体不适和焦虑,让睡眠恢复正常节律后再减量。不是为了"抑

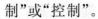

制"或"控制"。

（2）做运动,是为了唤醒身体的活力和节律,也就是唤醒了睡眠功能。不是为了"消耗"或"惩罚"。

（3）调整自己的认知,是为了不让焦虑情绪来干扰睡眠功能。不是"忽视"或"自欺欺人"。

2. 自我鼓励

（1）做自己睡眠的"第一责任人":要开始正性循环的进程,该从哪里开始呢? 一句话,由"我"开始。自己的睡眠是否能好转,常常还是要由自己负责。这就是说,不再寄希望于"走廊里的同学快些安静下来";停止抱怨某个激怒了自己的同事,虽然就是那天和他吵了一架才拉开了你失眠的序幕;或者奉劝自己,没必要为了伴侣总是做事差劲就把自己气得每天睡不着;还有在面对繁杂的工作时,多半也不能指望领导,只有你自己能找到解救自己,获得充足睡眠的途径。抱怨、愤恨或后悔只会进一步干扰睡眠,对改善失眠毫无帮助。反之,试着豁达、宽恕和乐观,就是你转身朝着上升的正性循环迈步的转折点。从这里开始,思考自己可以为改善睡眠做些什么。

（2）好办法有很多:要想着手改善自己的睡眠,可行的办法有很多。前面章节的知识包含了失眠常见的各种相关因素,多数人都可以在其中发现一点或几点符合自己的情况,针对这些因素做出调整。如果饮食习惯确实

167

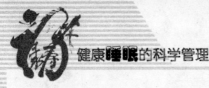

影响了睡眠,就制订合理的饮食方案,遵照执行。如果总是躺到中午才能从床上爬起来,就下决心找有效的办法督促自己按时起床。如果脑子里总是有些让自己更焦虑的想法冒出来,或者虽然想法不是那么清晰但焦虑感受非常强烈,都说明有必要认真考察一下自己的认知,做些改变。如果对自己睡眠问题的认识还不是太清晰,就认真写2周睡眠日记,从中发现一些规律。人们往往会说"失眠这个让人头痛的问题,我对它无能为力",实际只是没有认真去分析,或有办法却没有施行。当我们真正发现了自己可以实施的办法时,希望的感觉就产生了。

 3. 自我监督

(1)生活习惯:改变生活习惯有时也确实不容易,成年人要想改变尤为困难。而且改变必须持续一段时间,才能看到效果,睡眠节律才能慢慢恢复。

坚持改变的一个重要的推动力量就是用希望和成绩鼓励自己。预期自己坚持下来将会得到的收获,看到自己已经取得的改进。在这个过程中不能急于求成,如果总是觉得好转不够快,就容易半途而废。为了鼓励自己能够坚持下去,还可以给自己制定一些奖惩措施。例如,坚持每天都跑步30分钟,2周后就奖励自己去吃顿大餐;如果今天没能按时起床,就罚自己下班走路回家等。如果确实难以坚持下去,也许就要审定自己的目标是不是定得太高了,以后可以选择降低难度,也许可以把目标再分解,也许可以找人经常提醒。

戒烟或戒酒一般难度较大,患者可以参加这样的团体,与有类似问题的人们一起努力。只要目标明确而坚定,一定能够调整为有益于睡眠的生活习惯。

(2)思维习惯:都说"江山易改,本性难移",其实未必。一个人的性格当然不容易有大的转变,但思维习惯是可以改变一部分的,随着这种变化,人的行为、经历也会与原来有所不同,他眼中的世界也会不同,这样他的"性格"就发生了细微变化。

举例来说,很多脾气急躁的人有过一次心肌梗死发作后,知道再生气就有生命的危险,就能主动提醒自己少生气、不急躁。慢慢就能"想通了",发现那些确实是不值得生气的小事。前面讲过,失眠者常有各种影响睡眠功能的思维习惯,单纯改变这些思维就可以直接改善睡眠。

但是,经常提醒自己改变思维习惯也不太容易,需要有清晰的思路,还要多次重复,才能扭转之前形成的一些对睡眠不利的习惯。为了掌握这种思路,可以按前面提供的问题用简练的字句列出答案。虽然我们平时很少这样做,会觉得好像有些傻,但这样就可以较快地形成客观而有逻辑的思维方式。我们越是在日常的生活和工作中经常应用,就越容易改变自己的思维习惯。

第三章
睡眠与衰老

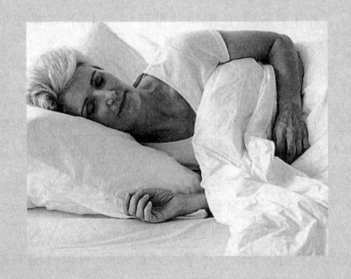

第一节　奈何衰老

当你的青春流逝，从壮年进入更年而衰退；

当你发现双鬓发白，眼光模糊；

当你从"不知老之将至"，突然发现，身边的人"走进生命的终点"；

你会叹息那消逝的岁月，回忆人生曲折的道路；

你会埋怨年轻人在多么无知地浪费光阴；

其实，你自己又何尝不是同样地从无知中走过来的？

如果，你的年龄能倒转回去20年，你将如何生活呢？

也许你会说：要活得更有意义。俗话说：人各有志，且不去谈论。

也许你会说：我才不去做这种荒谬无稽的遐想呢，年龄是不可能倒转的。

那么，本书的作者就是要抓住这个问题来探讨了。

现在有一位自然科学家要郑重地告诉你：朋友，你错了。错，在于你根本不知道"年龄"本身是什么；更不知道"年龄"是如何流失的。

请问，"时间"本身是什么呢？它并不是钟表。它不是滴答滴答的钟声，也不是一秒一秒移动的时针。

自然界"时间"的产生是由于宇宙在有规律地运转。

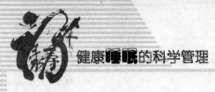

地球围着太阳运转。日出日落产生一昼一夜。一年四季的昼和夜又各有不同；在北半球，"夏至"昼最长，"冬至"夜最长。无论如何，自然界的"时间"，其基本单位是"昼"和"夜"。是由太阳光来指挥的。

"年龄"是什么呢？它并不是一个数字；更不是一张一张的日历。"年龄"本身是什么？一切有生命的活物，在其生命的设计之中，便有一个内在的生物钟。生物钟才是真正的"年龄"

在这里，要告诫读者：人类不但是在破坏着大自然，还在破坏着自身的寿命！全世界都在呼吁：回归自然，人类才能维护赖以生存的地球。

同样的道理，回归自然，人们才能获得自然寿命。然而，绝大多数的人却不能理解：只有小心翼翼地保护自身生物钟，才能享受天年！因此，不能不大声疾呼：科学地普及 90 年代的重大科学突破——"生物钟学说"是多么重要！否则，谁能知道：灯光（人类喜爱的发明）在夜间持续照射，进入生物的眼睛，就意味着破坏生物钟，从而使自然寿命夭折！

第二节 人为什么会衰老

人过中年，睡眠质量每况愈下，乃至白日里经常感觉全身疲惫不堪。一开始是从"30岁前睡不够"变为"睡不了"。这种现象就是衰老出现的前期象征。

以前，人们对于自己的衰老是无可奈何的。如今，科学证明了"抗衰老系统工程"是可行的。"抗衰老系统工程"立案根据有两个坚实的立足点：①衰老可以早知道、早预防。②按照自然规律，人的自然寿命是平均120岁。

这可不是说笑！实事求是地说：衰老应该区分为"自然衰老"和"现代化衰老"。自然人中年60岁，更年80岁，老年100岁；现代人早衰了：中年40岁，更年50岁，老年70岁。那么，现代人是折寿了，折了一半！

如果能够预防早衰，如果能将"现代化衰老"延缓——中年期40～60岁，更年期50～80岁；岂不是等于"将年龄倒转20年"？

无论是自然衰老规律还是现代化衰老规律，其中隐藏的奥秘已经被揭晓：遗传基因学说诠释自然衰老。这种自然衰老的必然性是无可抗拒的。当前，"抗衰老系统工程"针对的是现代化衰老规律。

诠释现代化衰老有多种理论——动脉硬化学说、代谢学说、内分泌学说、自由基学说、生物钟学说等。科学家有根有据地建立了许多学说。他们是从不同的层面，不同的角度来说明衰老的进程。按照这些理论，又建立了临床实践来预防衰老。下面我们用通俗易懂的方式来

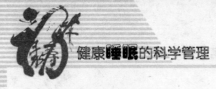

讲解现代化衰老的发生机制。

一、动脉硬化的威胁

动脉硬化确实是中老年人致死的重要原因之一,故而社会上称之为第一杀手。请看,动脉硬化可导致心肌梗死或猝死,可导致中风(脑卒中),可导致大动脉破裂(动脉夹层),往往来不及抢救。早预防,是上策!"动脉硬化"是一个总称,按照病变性质来分,有动脉粥样硬化、动脉中层硬化、小动脉纤维化。已知原因:高脂血症、高血压、慢性炎症、血黏稠(血高凝状态),而针对这些原因都有预防措施。有关动脉硬化的预防已经普及,宣讲材料很多,这里就不多说。关于高脂血症涉及的"代谢学说",下面还要详细地再讲解。

二、自由基的无形破坏

自由基来自细胞新陈代谢,是氧化作用的副产品。细胞上的脂类很容易与自由基结合,产生毒性物质丙二醛(MDA)。所以,我们称自由基为"细胞杀手"。自由基导致脑细胞凋亡,于是关系到老年时期发生一系列的记忆衰退、老年痴呆、帕金森病、老年白内障、老年视网膜病。同时,动脉硬化的发生也有自由基的作祟。

既然自由基是代谢的副产品,那么,我们要提出一个问题:代谢最旺盛的时期,是幼儿、少年、青年,自由基产量必然很多,为什么没有发生毒害? 答案是:因为人体自身本来就能够产生大量的褪黑素来彻底清除自由基,进行内环境保护。人体一旦衰老,褪黑素的产生降低了,自由基不能清除,才会成灾。那么,什么是自由基? 它是怎么成灾的? 请参阅漫画故事"环保卫士与自由基的搏斗"中光盘解说(附录三)。

三、生物钟衰退指向衰老

　　人类的生物钟由下丘脑睡眠中枢和松果体组成。松果体白昼休息,黑夜工作,这就是"生物钟节律"。另一方面,松果体又是头颅内的"净化池"。儿童时期,松果体自晚 20 时开始产生褪黑素,这时的褪黑素好比是清除自由基的环保卫士,完成任务以后牺牲了。到了晚间 21～22 时,自由基清除完毕。此后,松果体继续产生的褪黑素大量地分泌到血液中,褪黑素的血浓度曲线,形成了生物钟管理密码。

　　现代社会,人们在晚间工作,强光照射下,松果体被迫停止工作,褪黑素不能产生。同时,脑力工作产生大量的自由基。于是,松果体的净化池内充满了自由基,"净化池"变成了"污染池"。首当其冲的松果体细胞被自由基杀伤。松果体细胞逐渐地萎缩钙化,褪黑素产量逐渐减少。日复一日,松果体首先出现衰老,导致"生物钟管理密码"逐渐衰退。"生物钟管理密码"又指挥全身脏器

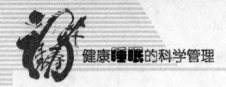
逐渐地进入衰老进程。要知道,生物钟好比是交响乐队指挥,它指挥全身脏器协调地工作来维持人体"内环境稳定"。一旦生物钟衰老,它也就指挥全身脏器进入衰老。

四、内分泌激素降低

近年来建立的抗衰老科学告诉我们,最重要的衰老因素就是激素失调。内分泌器官管理全身的细胞代谢。怎样管理呢?是依靠高端的信息来管理终端的细胞。激素就是信息管理系统的信使,它将信息传送到终端细胞的外膜。胞膜上有大量受体来接受信息,一旦受体衰退,就会发生"受体抵抗现象",细胞代谢就发生问题。糖尿病、高脂血症的发生,除了饮食以外,内分泌激素失调、细胞受体抵抗都是最重要的因素。请参看连环漫画"胆固醇的冤案"中光盘解说(附录三)。

随着年龄增长,生长素、肾上腺皮质激素去氢表雄酮(DHEA)、褪黑素,这些内分泌产量发生变化,一旦过早退化就会导致"早衰"。

五、代谢产生毒素危害

代谢产生一些有毒物质,如不能及时清除,就会形成隐患。研究发现,新的抗衰老科学说明衰老来自如下 3 种危害:①自由基危害。②糖基化危害。③甲基化危害。

什么是糖基化?即体内"糖类分子"错误地粘到蛋白

质上,结果有三种可能:一是蛋白质变性。二是蛋白质"交叉连接"。三是产生糖基化的终端产物(AGEs)。人到了老年,几乎 1/3 的蛋白被糖基化,产生临床病症,如动脉变厚、变硬、易破裂,痴呆症(大脑细胞产生 β 淀粉样蛋白),皮肤皱纹、褐斑。

什么是甲基化? 即代谢产物"甲基分子集团"粘到蛋白质、脱氧核糖核酸(DNA)及其他分子上。它是遗传基因调控生命活动的重要化学反应,需要保持一定平衡。在衰老过程中,甲基化"相对失衡":甲基化降低则增加细胞凋亡率。来自甲基化降低的同型半胱氨酸升高,与高脂血症危害有关。而过度地甲基化,使遗传基因受到损害,甚至导致癌症。

六、慢性炎症导致退化病变

有些科学家指出,人体老化多数与慢性炎症有关。慢性炎症产生多种毒素,如大脑过度兴奋,产生"兴奋毒素"(与慢性炎症有关),最终导致大脑细胞死亡。前面所述自由基产生的丙二醛,也牵连到炎症反应之中。又如,过氧化氮(一氧化氮氧化副产品)引起炎症,使动脉粥样硬化病变加重。在慢性炎症过程中,组织被代谢毒素吞噬,引起老年痴呆、动脉壁增厚、关节炎、糖尿病、激素失调。尤其引起注意的是,慢性炎症会影响甲基化,造成"甲基化相对失衡",导致遗传基因胶原和蛋白质的破坏。

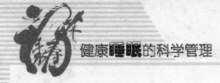

总之,老化退行性病理来源是慢性炎症。

衰老学说真是五花八门,看起来眼花缭乱。其实,这就好像瞎子摸大象一样,各个摸的只是大象的一部分。乍一看来,好像是公说公有理,婆说婆有理。其实,我们只要抓住一条主线,就能看清楚全面。这条主线就是"代谢学说",综合起来,内环境代谢平衡的管理,白日消耗-夜间修复,其主旨就是生物钟节律。

要想回归自然寿命,就必须遵循自然规律。自然界的基本规律,就是"生物钟节律"。白昼,要有充分的运动、活动。黑夜,要有充分的睡眠。饮食要均衡,多样化。请看,大自然野生动物在一年四季中的活动,雌雄交配、生育、哺育都是严格地按照"生物钟节律"。还要顺应天气的温度、湿度、阴雨风晴。

现代化社会,人们躲在屋中,不知道太阳何时下山,也不怕风吹雨打。各种欲望恣意满足,不遵守任何规律。就是说,现代化的手段似乎是给人们许多自由,可以放任不羁。然而,这种自由放任是不可以持续的!继续下去,就会导致疾病和死亡。

前面讲自由基、糖基化导致老年疾病。那么,只要你遵循生物钟节律,保证合理的睡眠,你自身的松果体就能产生足够的褪黑素来彻底地清除脑内自由基;只要你注意饮食卫生,充分地咀嚼,充分地消化吸收,你自身的胃肠道有嗜铬细胞可以产生大量的褪黑素来消除头颅以下躯体自由基;白昼的运动可以发育你的肌肉,肌肉就能产生肌肽来抵制糖基化。

肌肽和褪黑素都是"抗衰老斗士",都能对抗自由基,又称为抗氧化剂。肌肽有三个专职功能:①对抗糖基化。肌肽能与蛋白质的碳基基团结合(形成肌肽化蛋白质),使蛋白质不容易发生"交叉连接"。②肌肽是强大的抗氧化剂,同时肌肽能增强其他抗氧化剂的作用。③吞食过多的金属离子化合物,使之失去活性。

当今社会中,一个极大的问题是人们饱受"睡眠缺失",困在室内,没有运动。头脑膨胀,身躯萎缩。早衰的进程每每提前。所以,延缓衰老的系统工程应分为以下三个阶段。

(1)必须在进入社会前,在早期,从根本上采取预防措施。养成睡眠和作息的卫生习惯。

(2)对于进入社会后的人们,由于生活逼迫,使你不得不疲于奔命以谋求生存,只能定期地应用补充褪黑素和肌肽的方法来补救。更重要的是要劳逸结合,其中的逸,就是在假日休闲中回归"生物钟节律"。

(3)到了老年,只能亡羊补牢了。老年人需要按照仿生学原理从体外来补充褪黑素和肌肽。夜间回归自然睡眠,白日坚持肌肉训练。

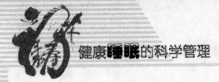

延缓衰老系统工程是一项伟大的创举。试想:你我将会拥有健康地活到 100～120 岁这种可能性。这真的能够实现吗? 因此,我们要抓住这项创举的核心理论根据。

第三节　大自然时钟与生物钟交相呼应

尽人皆知,大自然的时钟表现为日出日落。老农说:城里人看手表上班,一年四季都一样;我们是"作息看太阳,庄稼按时令"一时一变呀! 大自然时钟与农民息息相关。

提起生物钟,大家都知道公鸡打鸣,不用解释。生物钟是自然的产物,科学定义为"大自然在生物体内设置的时钟"。那么,大自然又是如何设置生物钟呢? 关于这个问题,时间生物学家已经做了解答:由于天体不停地转动,产生了自然周期。在地球上,凡是有生命的物种,要想长期生存下去,只能顺应地球物理周期变化中的节律,产生出同步适应性节律,如昼夜节律、阴晴节律、冷暖节律、四季节律、繁衍生死节律……这些节律在生物的遗传密码中保存着包括生理功能(睡-醒、动-静、体温、血压、血糖、心率、呼吸、月经等)、生化反应,乃至形态和结构。换句话说,这些内在节律都必须与自然周期同步。

在地球原始时代,就有低等原核生物——海藻。科学家指出,在海藻的单体细胞中,不但发现褪黑素的存在,而且随着"24 小时光相-暗相节律性变化",可以监测到相应的"细胞褪黑素浓度节律性变化",这就是海藻的生物钟!这个报告有力地证明了地球生物进化的原始时代,褪黑素就已经作为"细胞生物钟"而存在。

生物进化经历了亿万年,到了高级动物,有亿万细胞、那么多器官和系统,各个都有多种功能呈现节律性变化。要使各器官在变化中协调,保持同步,就必定要产生一个主震荡器。这就好比交响乐队需要一个指挥,才能奏出和谐的旋律。那么,高级动物生物钟就是主管整合作用的主震荡器。进化到了脊椎动物,开始有松果体,内中设置了生物钟。进化到了哺乳动物,脑神经系统进一步升级,主震荡器移入"视神经交叉上神经核"及"侧丘脑",同时,松果体作为"副震荡器"。两者组成"神经内分泌器官"——作为高级统帅来指挥哺乳动物的自主神经系统、脑垂体内分泌系统、胸腺免疫调节系统,其中各有各的控制中心。

由此可见,随着生物进化,由低级到高级,始终有生命要素——褪黑素存在于内源性保护机制之中,从远古保留至今。

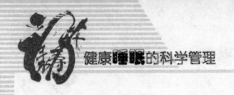

第四节　揭开松果体的奥秘

早在 17 世纪中叶,法国的哲学家笛卡尔(Descartes)引用了古希腊哲学家和教育家苏格拉底(Socrates)的话,推测位于人脑内酷似松果球的小小腺体——松果腺"是人类的灵魂所在"。于是,给这小小腺体披上了神秘和传奇色彩,也引起了人们极大的兴趣和好奇。但是,后来整整经历了一个半世纪,松果腺却被西方医学贬为"退化的器官"。直到今天,医学教科书上面,内分泌学松果腺领域仍然是一片空白。

1917 年,《中国实验动物学报》记载,将牛的松果体碾碎倒入饲养蝌蚪的玻璃缸内,半小时后,蝌蚪皮肤变得透明,内脏清晰可见。1935 年,美国皮肤学家 Lerner 从 2 万头牛的松果腺中分离提取物,送交化学研究所专家 Case,鉴定出这种使青蛙皮肤褪色物质的化学分子结构。1958 年,《美国化学会杂志》登载 Lerner 和 Case 的成果,并且根据其特点,可使两栖类动物肤色变化,将其命名为褪黑素。这个发现开创了松果腺和褪黑素功能研究的新时代。大家可能不知道,其实褪黑素不仅仅存在于人体内,在生物界中褪黑素分布极为广泛,无论是动物还是植物,从原始的不具备完整细胞结构的原核生物如海藻,到最高级哺乳动物人类,都可以检测到褪黑素。褪黑素广泛地分布于地球上的一切物种,充分说明了褪黑素是生命要素,具备重要的生理功能。褪黑素可以使两栖类动物皮肤颜色变浅,但是对于人类和高等动物来说,它的生理作用与皮肤的颜色改变是次要的。那么,褪黑素到底有哪些重要的生理功能呢?

揭开松果体的奥秘,建立生物钟学说的科学工作者都是分子生物学家。经历了漫长的 40 年实验研究,1993年,在意大利西西里群岛美丽的火山风景区斯蔷伯利(Stromboli)召开了《老化与癌症》第三次世界会议,科学公报发表在纽约科学年鉴,一时轰动了全世界,被誉为 20世纪的一项重大科学突破。来自欧洲、美洲、亚洲三大洲的 50 多位分子生物学家,全面破译了褪黑素的多方面生理作用,指明松果体是哺乳动物生物钟的组成部分,解读了生物钟管理密码。这一切打开了一扇大门,洞悉"神经内分泌器官"是在垂体以上的更高一级统帅,管理内分泌等机体自动化系统。接着,从事 30 年研究因而被誉为"褪黑素之父"的 Reiter 又发表专论,证明褪黑素是生物体内效率最高的"抗氧化剂",阐明了褪黑素能够直接地又能间接地清除机体内在的自由基。这些都说明了褪黑素是经历了亿万年考验的"生物自体细胞生命要素"。

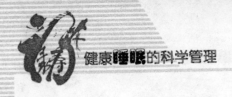

第五节　褪黑素的多方面生理功能

一、调控生物节律

众所周知,生物进化复杂而漫长,遵循优胜劣汰,适者生存的自然法则。当今世界上的各门类生物,能够经过历次地壳变迁及气候剧变的考验,不但生存下来,还能繁衍发展,其内源性保护机制至关重要。生物钟这种生存机制,可以帮助调节生物体内各种节律,使之与环境周期保持同步,从而更好地适应环境和不断的繁衍生息。

生物钟一方面具有最敏锐的感知来接受大自然的变化,一方面又是维持机体内环境自律运转的统帅。大量的研究证实,环境明暗变化的光信息,可经眼球到视神经,传递到大脑生物钟中枢的视交叉上核(睡眠起搏器),再传递到松果腺来调控褪黑素节律性合成和分泌。褪黑素再将此信号传递给视交叉上核,进一步精确地调控生物钟的节律性。

在白天,人体血液中褪黑素含量极微,夜晚来临分泌量激增且与黑暗期持续时间成正比,因此被称为"表达黑暗的化学信号"。所以,褪黑素的独特功能之一就是将人体各种内源性的生物节律周期(如睡眠-觉醒、体温、热能和物质代谢节律等)调整到与自然界环境的周期性变化同步。举个例子,如果褪黑素的昼夜节律性分泌出现紊乱时,人的睡眠节律就会出现紊乱,夜晚失眠而白天却昏昏欲睡,长此以往,不仅会觉得精神状态不佳,还会引发免疫系统、内分泌系统的紊乱,导致疾病。由此可见,褪黑素的这种调控生物节律的生理作用对人类生存来说极其重要。

生物钟的重要性,不但在于它能管理你的一天——昼和夜;更重要的是,它能管理你的一生。褪黑素分泌顺应季节性、年周期性及年龄阶段的变化规律,对生物体的发育、生长、成熟和衰老过程都具有重要调控作用。一些女性容易出现季节性的情感障碍和睡眠异常。更年期出现更严重的病例,甚至陷入"季节性抑郁症"。临床检验发现,内在原因来自褪黑素的季节性分泌节律起伏:春季褪黑素水平下降,而秋冬季节褪黑素水平上升。

从人的一生来看,孕妇体内褪黑素是胎儿感知外界环境时间的"窗口"。婴儿生下来,仍然是依靠母亲乳汁内的褪黑素。到了出生后 9～12 周,松果体开始建立褪黑素昼夜节律,3～5 岁时分泌达高峰,6～8 岁时下降至 70%,12 岁青春期又有所下降,并保持到成年人水平,此后,随着人的年龄逐渐增长而褪黑素减少。中老年人产生的褪黑素水平明显下降,夜间更甚。这种现象也可以解释老年人为什么夜间睡觉难,而且各种老化疾病随之

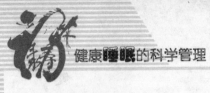
而来的重要原因。

二、调节睡眠觉醒节律作用

"日出而作，日落而息"，古人总结的这八个字的养生之道，想必大家都已耳熟能详。但是，在现代社会能够遵守的人可谓少之又少。大家可别小看这八字箴言，这可是养生的重要密码，也是开启生命本能的钥匙。为什么这么说呢？还得从褪黑素谈起。睡眠和觉醒是每人每天都需要的生理过程，它们随着昼夜光暗的节律发生周期性转换。细细算来，人一生中总睡眠时间要占生命的1/3，可见正常的睡眠和觉醒对人来说多么重要。如果觉醒和睡眠的周期经常发生转换障碍，会严重影响身体健康。我们了解了褪黑素的分泌规律后不难发现，人类睡眠时间和松果体分泌褪黑素曲线相符合，褪黑素夜间的分泌高峰期正是人类的沉睡时相，因而褪黑素与睡眠节律的调节密切相关。在黑夜中的强光刺激可迅速抑制褪黑素的分泌。如果你理解了，就会明白：为什么白班-夜班经常轮换，常年上夜班，或是洲际长途飞行的人们会出现睡眠-觉醒节律紊乱的现象。另外，为什么儿童总是睡得香甜、安稳，老年人却往往夜夜难眠？正是因为褪黑素在儿童-少年时期分泌量为一生中的高峰。老年人的分泌量不仅微乎其微，并且分泌的昼夜节律性消失。于是，机体生理节律与自然节律不能同步，导致睡眠-觉醒失控，这是老年人睡眠障碍的重要原因。所以,有睡眠紊乱的老年人应该适当地补充外源性褪黑素。在这种治疗中,调整睡眠和觉醒节律,使之与环境光暗周期变化同步,延长睡眠时间,改善睡眠质量。

三、褪黑素抗氧化作用

机体维持生存是需要热能供应的,而在有氧代谢过程中不可避免地会产生自由基。自由基是什么? 自由基是一类独立存在的、活性极强的分子、原子、基团或离子。凡是自由基都带有一个或多个不成对的电子。正常情况下,自由基能杀灭细胞内的病毒和细菌,但过多的自由基能对机体组织造成损伤。如果机体缺乏足够的防御体系来去除过多的自由基毒性,反应力极强的自由基能攻击其他的分子造成损伤,引起细胞功能障碍,甚至死亡。有学者提出了"衰老的自由基学说",认为自由基损伤的积累是衰老和许多衰老相关疾病的诱因。已经有很多实验证明,褪黑素是迄今发现的最强大的一种体内自由基清除剂。褪黑素清除自由基($\cdot OH$)的能力是谷胱甘肽的4 倍,甘露醇的 10 倍,维生素 E 的 2 倍。另外,褪黑素还可以通过提高细胞内抗氧化酶,如谷胱甘肽过氧化物酶、谷胱甘肽还原酶、葡萄糖-6-磷酸脱氢酶等的活性,间接清除自由基,抑制能使机体产生氧化损伤的一氧化氮合酶的活性。褪黑素还可以和其他抗氧化剂一起,通过刺激

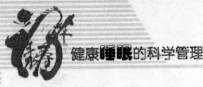
抗氧化酶基因表达,间接保护机体免受自由基损伤。正因为褪黑素具有强大的自由基清除功能,在机体抗氧化防御系统中占有重要地位,人们也称褪黑素为"内源性寿命保障因子"。但是,随着年龄增大,内源性褪黑素产生逐渐减少,到衰老时显著降低,其清除自由基功能也随之降低。因此,老年人对自由基的氧化损伤更为敏感。如果能够有效地遏制老化期间褪黑素水平的降低,保护褪黑素生成的内源性节律,或适当补充外源性褪黑素,都能够延缓衰老过程及防止有关疾病发生。

四、褪黑素对免疫功能的影响

人们很早就发现,人体的免疫活动夜间比白天活跃,这正好与褪黑素的昼低夜高的节律性分泌相吻合。在各种免疫组织,如胸腺、脾脏、淋巴细胞细胞膜上均有褪黑素的结合部位。而且,这些器官与褪黑素的结合特点也会呈现昼夜节律的变化。这些都提示,褪黑素对人体的免疫器官具有调节作用。如果用药物抑制褪黑素的合成,则使小鼠的体液免疫和细胞免疫效应显著降低。将精力旺盛的年轻小鼠的松果体移植到衰老的小鼠脑内,其萎缩的胸腺重新发育,而植入年老松果体的年轻小鼠则提前衰老,胸腺出现萎缩。褪黑素还可刺激机体自然杀伤细胞的数量和活性。小鼠切除松果体后,自然杀伤细胞活性降低。这些都说明,褪黑素可直接作用于免疫组织。无论是先天性免疫力还是获得性免疫力，褪黑素均可起到促进作用。目前众多的研究已经确认，褪黑素可直接或间接作用于免疫系统的不同层次，主要表现为免疫增强作用。

五、调节神经内分泌系统

褪黑素对于神经内分泌系统具有广泛的调节作用，而且，其调节特点为一种精致的调节，可分别通过下丘脑-垂体-肾上腺轴、下丘脑-垂体-甲状腺轴和下丘脑-垂体-性腺轴这三大神经内分泌轴调节肾上腺、甲状腺和性腺的功能。这种调节与褪黑素调整生物节律及对生命过程的基础调节相关，有时很难单纯用兴奋、抑制或无明显作用来简单叙述。实际上，这种调节与被调节的对象、生命过程的阶段、光暗周期的不同有关。也有研究指出，生物钟褪黑素节律是人体内分泌系统的高级调控中心，它控制下丘脑的活动，后者通过激素调控脑垂体，进而支配其他内分泌器官的分泌活动。在生命过程中，褪黑素对性腺的发育、成熟和衰老具有重要调控作用。褪黑素对性腺具有抑制作用，在青春期初期，血浆中褪黑素水平下降，使生物体进入青春期的性发育阶段。褪黑素也可以调节动物繁殖功能的季节性和年度节律性变化，使动物的繁殖系统功能变化与外界环境周期变化同步。啮齿类动物（如大鼠）的生殖系统一般在昼长夜短开始时（相当

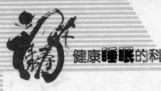

于春季)功能活动加强。啮齿类动物怀孕期短(如大鼠仅21天),在春天来临时怀孕,待后代生下来时恰是春夏之季,有很丰富的食物供给可使幼鼠存活下去。偶蹄类动物(如羊)的怀孕期较长(约数月),偶蹄类动物表现为在夜长昼短(相当于秋季)开始时生殖活动增强。几个月后,小羊出生的季节也恰好是春天食物最丰富的时候,增加了生存的机会。褪黑素对动物生殖系统的作用显而易见是作为一个信号告知动物此时是何季节,动物根据这一信号决定它的生殖最佳时机。褪黑素对下丘脑-垂体-肾上腺轴主要表现为抑制作用,影响肾上腺激素的合成。其作用与机体处于的光暗周期时相有关。另外,褪黑素对甲状腺也具有调节作用。

六、褪黑素节律对机体热能代谢的影响

既然褪黑素是开启生物钟的钥匙,而生物钟又能通过下视丘内的血糖中枢和体重中枢来调控机体的热能代谢,这就说明了,为什么我们血液中的褪黑素浓度变化与血糖浓度变化有密切关系。美国芝加哥大学给健康男子做了"睡眠剥夺试验"。前3天睡眠8小时/夜,以后6天睡眠4小时/夜,最后7天睡眠2小时/夜。每天在同一饮食条件下,逐一测量新陈代谢、激素水平及葡萄糖耐量。结果发现,与正常睡眠测定值比较,睡眠缺失组的餐后血糖恢复正常所需时间延长了40%,胰岛素分泌速度

减慢了 30％。当他们睡足 12 小时以后，一切异常都消失了。

　　生物钟调节体重和脂肪代谢也是经过亿万年的进化过程。野生动物如何渡过寒冷的冬天？它们的生物钟敏锐地感受到光照周期的变化，从而预期冬天的来临。自然界的筛选使善于感知并能预先准备的生物得以幸存。在寒冷的冬天，热能问题是决定生存的首要问题。各种生物在秋天增加摄食并将多余的热能转换成脂肪；在冬天摄食艰难，争夺要靠速度，要减轻体重负担，就要减少脂肪的存储；或是节约地消耗脂肪，借以渡过食物短缺期。在生存过程的日日夜夜里，光照周期中的"生物钟褪黑素节律"与这些"生死攸关的环节"是密切相随而同步的。

　　近代营养学家认为，能量代谢不仅仅决定于食物的内容，更重要的是，脂质在人体内的转化，尤其是脂质在细胞内的转化。这便要借助于褪黑素的帮助，因为褪黑素在细胞内外自由地进出，好比是佩戴了特别通行证，也有人称它为"细胞保护神"。因为它能保护线粒体（细胞能量车床）和 DNA（细胞基因控制）。虽然褪黑素是微小的信使，但是它传达的信息可以激活，也可以抑制细胞的动态；它能影响细胞膜的受体数目，也能影响细胞核内的基因表达，从而调整内分泌系统和能量代谢系统。

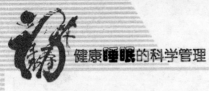

科学家指出,老龄化的过程中,褪黑素分泌量减少与血脂量增加,这一减一增的数量统计中,相关性十分显著。动物实验也证实了这种观点:用生理剂量褪黑素长期地喂养大鼠,并且测定其腹部脂肪组织量。结果发现,幼年大鼠在步入中年时,其腹部的脂肪组织量始终保持在幼年时期的水平。

生物钟褪黑素是通过配合环境因素来调节能量代谢的机制,这种调节是一种长期的过程,其机制是中枢性的。此外,分布在靶器官上的交感神经在介导褪黑素引起的能量代谢中起到重要的作用。例如,一些影响能量代谢的激素(如瘦素、胰岛素、甲状腺激素等)的变化有交感神经介导褪黑素的参与。

目前,减肥和"能量代谢"已经成为热门话题,大量的保健品宣传涉及社会心理因素、饮食因素、运动因素、遗传因素等。近年来,褪黑素与能量代谢的关系也开始引起人们的关注并成为健康科普中的一个重点。

七、褪黑素是生命指标的内源授时因子

人体的许多生命指标,包括血压、体温、心率、呼吸等都具有昼夜节律性,受视神经交叉上核(SCN)控制。SCN发出信号传至松果体,使之节律性释放褪黑素。褪黑素亦可以反馈性作用于SCN,褪黑素作为内源性的授时因子,可以调节机体的各种昼夜节律活动。

一般来说,人体血压的昼夜节律,表现为夜低昼高。这种昼夜变化对机体适应自然有很大帮助。研究结果发现,褪黑素的黑夜分泌量与夜间血压下降程度两者之间是相关的,其节律性也密切相关。那么,褪黑素节律怎样调节血压呢?一方面在生物钟的结构内,下丘脑有多个控制中心,其中包括睡眠中枢和血压中枢;另一方面是通过对自主神经系统的调整来影响血压。去除松果体的容易发生高血压。动物(大鼠)实验,给予自发性高血压大鼠补充外源性褪黑素,就能对抗血压升高。高血压病患者应用降压药方案控制以后,因为天气变化、情绪变化等诸多因素,还会经常有一些波动,应用褪黑素辅助降压药可以使血压稳定下来。

褪黑素对体温节律的调节:将松果腺摧毁,或是在松果腺内注入褪黑素合成酶抑制剂后,大鼠的体温明显下降,并且体温的昼夜节律性也消失了。

以上讲述了褪黑素的多种生理作用,除此以外,褪黑素的生理作用还有很多,如褪黑素与钙调蛋白相互作用以维持细胞正常生理活动,褪黑素的镇痛作用等,在这里就不再一一列举了。

八、褪黑素更像抗氧化维生素

自从1958年首次成功分离褪黑素后,褪黑素一直被认为是具有重要生理功能的激素。但是,几十年来的大

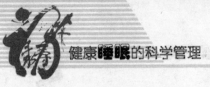

量研究的证据对"褪黑素是激素"概念提出了挑战。许多证据说明,褪黑素与市场上的终端激素有本质上的区别。褪黑素研究的权威人士认为,它更像具有抗氧化作用的睡眠维生素。维生素是一种摄入的微量营养素,对生命过程十分重要,在人体和动物体内不能合成或合成量不足时,可从外界摄入补足。如果对照褪黑素的主要特点:它可从松果腺微量产生,也可从食物中摄取;它的清除自由基、抗氧化作用;它的调节睡眠和免疫增强作用;它对抗氧化应激等损伤从而保护机体健康的作用,这些都符合维生素的定义范畴。根据以上的研究,可以认为褪黑素首先是具有生命要素作用的维生素,而在多种生物体内,褪黑素又获得了某些激素的性质。这个发现可以说是褪黑素研究史上的重要进步。

第六节 自由基与衰老

英国长寿协会的创建者凯拉扎伊论坛《世界抗衰老医学最新揭示》,其中强调了一个重要信息,指明了自由基是衰老的五大原因之一。自由基是新陈代谢副产品,是氧化剂。它具有重度破坏性,是细胞杀手。要知道,自由基与"糖基化"都是参与老化过程的祸首。抗衰老医学研究已经发现:自由基与"糖基化"促发多种老化过程,例如，皮肤老化、动脉硬化、脑细胞凋亡等。

在这里，我们要提问：既然自由基是新陈代谢副产品，那么幼儿、少年、青年的新陈代谢是最旺盛的，自由基产量最大；相反地，老年新陈代谢降低，自由基产量相比之下要少许多；为什么自由基的危害并不出现在幼儿时期，却偏偏出现在老年人呢？

解答这个问题，我们首先要明白一个道理：我们的机体中，有环保卫士——褪黑素。在现有的一切"抗氧化剂"之中，褪黑素是最强有力的。它不但能够直接地清除自由基，还能够间接地清除自由基（通过加强细胞酶的清除功能）。它不但能够自由地进入细胞膜，还能够进入细胞核保护脱氧核糖核酸（DNA）。白天，胃肠道嗜铬细胞产生大量的褪黑素，加上食物中的褪黑素，用来消除营养消化中产生的自由基，从而保护躯体细胞不被自由基杀伤；黑夜，松果体产生的褪黑素，首先是用来清除松果体净化池内的自由基，同时也在脑脊液中保护大脑细胞。余下的褪黑素分泌到血液循环，传送生物钟指挥信息。

现代社会中，人过 40 岁松果体就逐渐地衰退。这是为什么呢？请看，松果体一方面是生物钟的重要组成部分，一方面又是清除自由基的净化池。人体器官中脑的耗氧量是最高的。因此，脑的自由基产量也高。在睡前，脑内自由基由血液运送到松果体的净化池中，由褪黑素

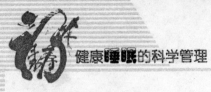
将自由基完全清除，松果体就能很好地执行生物钟的任务。但是，如果人们在晚间不睡，继续在强光下工作，那么松果体被迫停止工作，不能产生褪黑素。在这种情况下，净化池变成了污染池，自由基在其中肆虐。这时，首当其冲被害的是松果体细胞。大家想一想，人们在强光下开夜车，就会有一些松果体细胞被自由基杀伤。日复一日，到了中年，褪黑素产量降低，导致自由基更加肆虐，松果体细胞越来越少，松果体就衰退了。所以说，松果体和胸腺是最早出现衰老的器官，之后为性腺萎缩，全身器官老化，尤其是脑神经系统。

松果体不但自身衰退了，它作为人体自动化系统的统帅，又指挥各个下属器官相应地衰退。明白了吧，40岁以前，生物钟指挥生长、生育；40岁以后，生物钟反过来却指挥衰老，其中的奥秘就在这里。关键的一环，就在于夜间褪黑素减少了。

我们要享受自然寿命，活到百岁，就必须防治"生物钟衰老"。针对性的办法就是给脑内补充褪黑素，缺多少，就补多少。怎样才能补到脑内呢？惟一的办法，就是睡前舌下含服速溶褪黑素（睡眠康宁含片）。因为，只有这样，按照仿生学原理，模拟松果体褪黑素的运输路线，才能以静脉滴注的速度，从舌下吸收，直接到达心、脑。

口服吞下褪黑素行不行呢？不行。口服的褪黑素从消化道进入肝脏便被分解失效了。这样不能保证疗效。

自然界的食物中，很多是含有褪黑素的；现代保健品中，也有形形色色的"抗氧化剂"。其中，首选睡眠康宁，这是为什么？

睡眠康宁是高纯度的褪黑素（人体自身生命要素），只需要 3 毫克左右。在准确的时间节律中应用，就能够100％迅速地吸收，效果类似静脉滴注。而且，它能径直地达到靶向目的——头颅内，不但直接消灭自由基，还能间接协助细胞酶来抵抗自由基，因此它既能保护脑细胞，又能保护松果体。市场销售的其他"抗氧化剂"，无论是植物提炼的，或是化学的，都是分子量很大的异物。即使吸收了一部分，到了体循环也不能通过细胞膜，不能进入细胞内，更不可能进入细胞核。所以，在清除自由基的"抗氧化剂"之中，首选当属褪黑素的舌下含化制剂。

长期 IT 工作者，由于在夜里持续地接受强光刺激，而且一天中大部分时间都是坐在电脑前。他们的生活与自然规律相距越来越远，如果不采取预防措施，就会导致各方面的异常：睡眠不足、血脂升高、运动缺失、肌肉萎缩、筋腱短缩等。尤其是大脑内自由基淤积越来越多，出现头晕、头痛、眼胀痛、记忆力下降、脑细胞减少等。怎么办？最好用"抗氧化剂"来消除自由基。请考虑如下建议：IT 工作者在夜晚工作，到了 22 时以后，即使不睡觉，

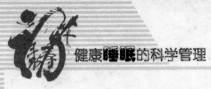

也可以休息一下。这时，在座位上舌下含化 0.5～1 毫克褪黑素，10 分钟内可以消除自由基。由于是在强光下，睡眠康宁并不会使你入睡，也不会影响大脑的工作。到了凌晨 1 时，可以再用 1 次。这种补充方法不是为了促眠，只是用睡眠康宁作为"抗氧化剂"来消除自由基的伤害。那么，在白天要不要补充褪黑素呢？不用，因为在白天有食物和胃肠道嗜铬细胞产生的褪黑素，也可以喝绿茶。

第七节　年龄时钟是可以逆转的

　　在我国历史悠久的传统养生哲学中，有个极为独特的"天人合一"的理念。这里所说的"天"，相当于我们现在说的"大自然"，大自然的运动变化极其有规律，昼夜交替，寒暑易节。人类早就发现，许多生物有着极强的"时间观念"。生物的行为和生理节奏与宇宙大自然的节奏完全合拍，如大雁秋去春来，青蛙冬眠春苏，人们把这种现象称为"生物节律"。后来，有的科学家把这种生物节律比作钟表，从此"生物钟节律"概念被正式提了出来。正如古训：顺应自然规律，进行规律的作息养生是获得健康长寿的最重要方法。所谓"生物钟养生法"便是其中重要方法之一。

一、生物钟起搏器

在长期的生物进化过程中,为适应地球约 24 小时自转一周的变化规律,在生物体内发育分化出一个特殊的节律装置系统——生物钟。最初,人们发现生物的作息规律与日光照射有着密切联系,就推测生物钟与大脑和视神经有关。现在,已研究清楚地看到,哺乳动物生物钟的中枢位于下丘脑处的神经核团——视神经交叉上核(SCN)。SCN 是一对很小的核团,每侧约有 10 000 个神经细胞。SCN 内的神经细胞有不同的分工:一部分神经元作为起搏细胞,其功能类似于心脏的窦房结细胞;而另一部分神经元则作为相位调节细胞。当外界环境明暗变化投照于视网膜上,由视网膜神经节细胞将信息通过视网膜-下丘脑束(RHT)传递至 SCN 腹外侧部。相位调节细胞接受来自视网膜-下丘脑束的信息,把经过整合的信息传送到起搏细胞。位于 SCN 的内源节律性主要有三个特点:①内在周期性。即 SCN 内生物钟基因的核糖体复合体(mRNA)及其蛋白产物可独立于外环境,自主表达出明显的峰谷曲线,有其自主日间相和夜间相,且周期接近 24 小时。②节律的持续性。即当失去规律外界光信号刺激时,内在的自主节律仍然能够维持相当一段时间。科学家们曾经做过这样的试验,在特殊的实验室使试验者失去从外界获得时间的暗示,被试者的节律性活

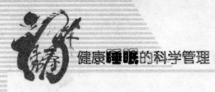
动和生理过程仍基本保持 24 小时周期。③与外界环境光暗循环相同步的能力。因此,SCN 又称为节律的"中枢起搏点",来协调各种不同组织和器官 24 小时的昼夜节律。随着研究的深入,现已发现这种生物钟节律不但存在于大脑中,而且还存在于不同组织器官内,大脑中的生物钟为"母钟",皮肤等组织细胞里的生物钟为"子钟",两者互相联动。SCN 的主控振动机制有其自身的周期性及周期持续性,并能做出反应进而适应外界环境的变化。SCN 这种节律性机制的"输出"是通过细胞之间信号的整合,再将最终的"指令"传递至全身。

在生物钟的调控下,人体的每一生理功能都表现出高度精密和稳定的节律性。例如,正常人皮质激素的分泌在午夜 2 时最低,凌晨逐渐升高,上午 8~10 时最高。又如,体温、心率和血压下午最高,听觉和痛觉傍晚最敏感。除了昼夜节律外,还有月节律、季节节律、年节律等。再如,人体存在着以天为周期的体力盛衰期、情绪波动期和智力强弱期,人体外周血中的总淋巴细胞在每年的 7~9 月最多,而在 12~3 月最少;血中 T_3、T_4 浓度以夏季最低,冬季最高。

二、生物钟退化便是衰老

人们早就意识到,生活中人体活动应与外界环境相适应,这样才会身心健康,才能延年益寿。反之,背道而驰,违反自然规律,生活与生物钟运转相悖,就会导致疾病,促进早衰。

21世纪的今天,人们享受现代科技带来的便利,同时还要注意到令人担忧的是生物钟也受到科技进步带来的空前挑战。例如,电灯的发明有效地延长了人类的工作时间,但也打破了传统的日落而息的作息方式。喷气式飞机的发明大大缩短了世界的距离,但也发生时差,造成"睡"与"醒"的颠倒。

现在的生活和工作压力大,许多人处在一种"快节奏、紧节奏、无节奏"的生活方式中,如企业家、司机、记者、乘务员等因为职业缘故,频繁交际应酬,食宿误时,甚至黑白颠倒,生活极不规律,会出现"职业性生物钟磨损"现象。有些人虽然平时工作生活有条不紊、富有规律性,但双休日夜晚过度娱乐,次日又无精打采、蒙头大睡,使生物钟五六天反复磨损一次,结果形成恶性循环,导致"人为性生物钟磨损"。无论是职业性的磨损还是人为性磨损,长此以往,机体免疫力会大幅度下降,诸如感冒、消化不良、胃溃疡、神经衰弱、心脑血管疾病等病症自然会找上门来,癌症发病率也要高出很多。

衰老,又称老化,是在正常状况下生物发育成熟后,随年龄增长,自身机体功能减退,内环境稳定能力与应激能力下降,结构、组织逐步退化,趋向死亡的不可逆转的

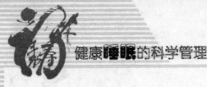

现象。不可否认，衰老是生命的基本现象。虽然生老病死人人难免，但是，我们仍然可以找到延缓衰老的方法，提高生活质量，延年益寿。

现在研究已表明，衰老与生物钟功能的退化密切相关，时间生物学研究表明，机体衰老过程首先是生物钟的衰老。在人的一生中，中年是向老年的过渡期，身体各个部分逐渐发生退行性变化，内脏器官、生理功能开始减弱。随着衰老，生物体出现了一系列明显变化。器官萎缩、新陈代谢下降、记忆衰退，许多生理和行为节律（包括运动、睡眠、体温节律等）也发生不同程度的改变。生物钟时相移动，生物钟的时相再调整能力下降。因此，延缓衰老最好从中年就开始。

褪黑素水平随年龄增长而减退，褪黑素的分泌量极其受体和昼夜节律的振幅也随着年龄的增长而减低。中年后分泌量急剧下降，且昼夜节律平坦，年龄越大，血浆褪黑素水平越低，老年人的分泌量就微乎其微了。这被认为是人脑老化的一个标志。与年龄相关的疾病，尤其是患神经变性病的老年人，褪黑素随分泌下降而更趋加重。

前面提到过，中国传统的养生哲学就是要做到"天人合一"。相反地，处于现代社会的快节奏中，在巨大压力下，人们没日没夜地拼搏。人到中年，无论是职业压力还是生活压力，都使他们脱离了大自然。如果长期"天人失应"，可能使得这个调控机制的结构逐步磨损并老化失灵，机体的平衡稳态功能减弱。试验中测定褪黑素发现，失控的生物节律出现波动幅度增高或降低，而且发生不同时相、不同参数比例的变化，与环境周期同步失调，甚至是完全紊乱。这不仅影响生活质量，而且加速机体的衰老，严重者甚至导致疾病产生。

三、如何逆转生命时钟

我们怎么才能推迟或减轻生物钟的老化失灵呢？首先，要求我们懂得衰老发生的原因。然后，学会"时间生物学原理"的运用，那就是通过"拨准"生物钟来延缓衰老，千方百计地设法调整生活作息、规律睡眠-觉醒等。当然，这与"天人合一"的理论一致。换句话说，就是要顺应自然规律，并且保持生理节律与环境周期协调同步，从而达到防治老化疾病，养生延年的目的。

衰老从哪个器官首先开始的呢？应该是起始于松果腺分泌褪黑素功能衰退。松果腺在 20 世纪 60 年代已被时间生物学家称为"生物定时器"——既是发育时钟，又是衰老时钟。通过对松果腺生理功能和褪黑素药理作用的系统研究，并结合对以往衰老学说进行分析论证，证明了松果腺是机体衰老的起始部位。随着年龄增长、腺体钙化、细胞萎缩，褪黑素的合成与分泌逐年减少。同时，

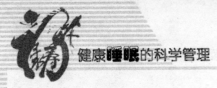

生物钟同步作用弱化，导致体内调节功能减低，与外界协调的能力下降。机体展现渐进的退行性变化，表现为衰老。据此，科学家提出了衰老的松果腺学说。老年人表现出多种生物节律紊乱，例如调控肾脏排泄昼夜节律的激素分泌振幅明显下降，甚至节律消失。老年人也极易发生睡眠节律紊乱，睡眠质量下降。这些都是人类进入衰老最早发生的表现。这些生物节律的改变将导致机体免疫功能低下，自由基产生增多，内分泌失调，抗应激能力下降，最终表现为机体的衰老。

　　生物钟既然如此重要，那么该如何让生物钟发挥更好的作用，延缓衰老呢？首先，要保持愉快的心情，防止不良心情对生活规律的干扰和破坏。人是有着复杂心理活动的社会成员，一个人的道德伦理观念对其精神状况有重大影响。道德高尚、对美好生活充满向往和追求，常使人处于奋发向上的精神状态之中，对社会、工作、困难，以及自己周围的人总以正确的态度对待，自己也能获得精神满足。古人曰："有德则乐，乐则能久。""养生不如养性，养性莫若养德。"历史上很多高寿者都有温良恭俭让的个性，待人接物诚恳坦率。

　　其次，要普及有关生物钟的科学训练。人们应该顺应生物钟的规律，作息活动与生物钟的活动规律同步。各人根据自己的具体情况，建立规律的作息制度，严格遵守,使各器官的功能有规律地亢奋平和,交替张弛。神经系统的兴奋和抑制联系得以固定,机体就能以最节约的方式取得最佳的生理效益。例如,人的一生大约有 1/3 的时间要在睡眠中度过。睡眠是维持身体健康的重要手段。我们尤其要注意对睡眠的保护,一般来说,人的深睡眠处于夜晚 24 时到凌晨 3 时这个时段,因而22～23 时最宜上床睡觉。当种种困乏迹象都表现出来时,其实是生物钟提醒你该上床睡觉了。如果你想在此时工作或娱乐,或许香烟和咖啡能够帮你提神,但这显然违反了生理节律。从生理学角度讲,即使一次违反生物规律的做法,也足以使人体免疫力下降,为疾病入侵提供条件。最新研究发现,一些长期熬夜、日夜颠倒的人,20～23 年后会染上不明原因的疾病。因为生物钟与环境失去同步导致的失眠,采取看书,喝热牛奶,服用安眠药等方法都无济于事,而最好的疗法是时间疗法。例如,失眠者通常在晨间 4 时入睡,那么就连续几夜每天晨间 3 时入睡,一旦对这种变动适应之后,再把入睡时间移到晨间 2 时,依次类推,直到正常为止。因此,每天按时起居,按时工作,能使人整天精力充沛;每天定时定量进餐,届时消化腺就会自动分泌消化液,食物容易消化吸收;每天定时大便,可防治便秘。诸如此类,不胜枚举。反之,生活无序,食无定时,住无定所,生物钟势必遭磨损,天长日久,就会爆发病

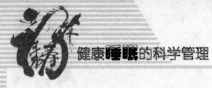

灾,影响寿命。因此,无论工作还是娱乐,都切莫贪图一时之便而去扰乱自己的生物钟。人到中年,更要养成符合自然规律的良好生活习惯,合理安排睡眠、工作、学习、娱乐、活动、进餐,以免造成生物钟的紊乱、失调,对健康产生危害。

下面介绍一些科学实验,通过"拨准"或者"逆转"生物钟,延年益寿是可行的。

(1)采用松果体交换移植术:取出 3～4 月龄大鼠的松果腺,移植给 16～22 月龄大鼠,结果老龄大鼠活动增加,毛皮增厚而有光泽,肌肉有力,不易受疾病感染,存活期延长 40%。而移植了老龄松果体的幼龄鼠,出现白内障,活动减少,精神萎靡不振,肌肉松弛,寿命缩短 64%。

(2)实验鼠夜间饲水中加褪黑素:实验发现,饮水中加入褪黑素的大鼠(相当于人类 65 岁),毛发厚密发亮,眼睛没有白内障,肌肉发达,消化良好。饮水中不加褪黑素的大鼠呈现衰老,肌肉松弛,皮肤毛发出现斑秃,食欲下降,消化不良,眼睛出现白内障;不予补充褪黑素的大鼠,其平均寿命是 24 个月(相当于人类的 75 岁);而补充褪黑素的大鼠,可健康地活到 30 个月(相当于人类的 100 岁)。

(3)人体试验说明了生物钟的"调拨"和"逆转":航空事业使地球变小了,从东半球飞到西半球只需要半天时间。这时候,你需要调拨手表,从午后拨到午前。但是,你自身生物钟却仍然停留在原来的时间。这就是高速飞行中产生的"时差":3 天之内,午前昏昏欲睡,夜间瞪眼不能成眠。如今,应用褪黑素可以帮助你越过"时差",将你的生物钟逆转 12 小时,进入新的睡眠-觉醒。具体地说:你在北京时间中午 12 时登机,下午 13 时,你将手表倒拨 12 小时(纽约时间半夜 1 时),随即含化睡眠康宁 3 毫克,带上眼罩入睡。到了 7 时,你已睡了 6～7 个小时,12 时到达纽约,你可以马不停蹄地工作。以后 2 天,晚上用睡眠康宁,就能顺利地调整了时差。

(4)人体睡眠剥夺实验:23 名志愿者,年龄从 22～66 岁。前 2 天测定 T 细胞活动,作为自身对照。第三天,在清晨 3～7 时强迫停止睡眠,在强光下保持清醒。这时间测定结果有 18 人的褪黑素下降到零。第四天和第五天测定 T 细胞活动,结果发现其中 18 人的 T 细胞呈现显著衰退;而补充睡眠以后,测定 T 细胞和褪黑素又恢复了正常状态。

(5)其他试验:另一项人体试验,结果有 6 名志愿者连续 2 个月应用褪黑素之后,自然杀伤细胞的数量比未服药前增加 240%,免疫系统功能明显增强。

总之,通过矫正生物钟功能、增强免疫、抗应激和调整内分泌活动等多种方式,起到延缓机体衰老的作用。

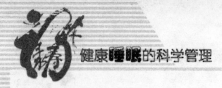

一旦衰老推迟了,难道不是年龄"倒转"吗?如此,希望能看到今后的人们60岁的像40岁,80岁的像60岁那样生活、工作和学习。

第八节　如何发现衰老已经来临

"老化"是一种"生理自动化过程",衰老是不以人们的意志为转移的。一般认为,生物钟是统帅人体自动化系统的高级指挥。40岁以前,生物钟指挥人的生长生育,40岁以后生物钟指挥人的衰老进程。

衰老的发生和进展,在人与人之间有很大差别。那么,你所关心的是,自己何时进入衰老?自然的衰老,首先是生物钟进入衰老过程;然后生物钟又指挥全身的自动化器官进入衰老。生物钟的衰老,缘于生物钟管理密码的变化。业已阐明,生物钟管理密码表现为"夜间褪黑素血浓度曲线"。由于松果体受到夜间强光的抑制,这段时间停止了褪黑素生产,以致松果体净化池内积存的自由基杀伤松果体细胞。夜间强光照射时间越长,脑内产生的自由基越多,松果体细胞的"减员"也就越甚。松果体内凋亡细胞变为纤维、钙化。

目前,尚缺乏松果体影像的诊断。由于松果体是一个血池(血管分布密度仅次于肾脏),X线可以通过,所以松果体与其周围的脑室脑脊液是无法分辨的。我们只能从某个松果体完全钙化的 CT 影像的 X 线片上测得松果体的体积。一般人的 CT 中是看不到松果体的，只有在老年，松果体出现钙化，可以在颅脑 CT 中呈现，并且可以量化。但是，这并不是衰老的早期诊断。这是诊断指标之一，通过测量 CT 影像中的钙化比例，可以间接地推测出松果体的减产率，来决定一个人需要补充的褪黑素用量。

一、衰老的前期表现为"睡眠质量下降"

"睡眠质量下降"缘于松果体管理密码的变化，也就是夜间褪黑素血浓度曲线的变化。自从 1978 年微量放射免疫测定褪黑素方法建立以来，实验室内每 2 小时采取静脉血，定量地检测血浆褪黑素浓度，可以绘制出夜间褪黑素血浓度曲线。人类进入衰老时，该曲线的时相缩短，升高速度降低，高峰幅度减低；唾液腺分泌褪黑素也是相应地减少。但是，我国医院中没有建立这种诊断方法。我们只能从每个人自觉睡眠的状态来分析"睡眠质量下降"；或是在医院中测定"多导睡眠仪记录指标"。

"睡眠质量下降"的自觉状态是：年轻时倒头便睡，睡得解乏；现在不行了。换了地方不能入睡，稍有干扰就不能入睡，入睡时间延长，入睡很轻，沉睡少了，睡眠效率减低，睡醒后仍然感到周身困乏，这些自觉症状是主要依

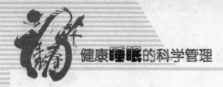

据。其实,需要做多导睡眠仪检查的往往是较严重的失眠,也不是早期诊断。所以,为了解一个人的睡眠质量如何,制订了如下睡眠质量问卷。

(1)晚间什么时间上床?多久入睡?1周内入睡难(超过30分钟)多少次?

(2)睡后有无觉醒或惊醒?一晚上有几次?醒后多久再能入睡?

(3)有做梦吗?对睡眠有影响吗?

(4)几点钟醒来?过早醒能否再入睡?

(5)整夜大约睡眠时间多少?

(6)白日有什么不适感?

二、睡眠质量降低导致衰老

由于睡眠质量下降,常引起白日困乏,肌肉萎缩。因肌肉日益萎缩,肌肉产生的抗衰老战士——肌肽随之减少。科学测定表明,年龄每增长10岁,肌肽就减退10%。最新发现,肌肽是体内蛋白质的保护神。只有依靠它来康复导致衰老的蛋白质变性过程,遏止蛋白质破坏引起的皮肤老化,皮下水肿,成纤维细胞失去年轻状态。

三、衰老的早期表现是代谢不正常

我们看到许多IT工作者,习惯于夜间在强光下工作,或者通宵都是可能的。他们身体肥胖,四肢无力,精力耗竭。他们往往是在医生检查以后，被诊断为"疲劳综合征"或是"代谢综合征"。以后又会发现许多早衰症状。这样的综合征发生在现代脑力工作者，往往有八高——体重升高、血压升高、血脂升高、血糖升高、血尿酸升高、胰岛素抵抗升高、血黏稠度升高和脂肪肝。与此同时，往往还有钙磷代谢紊乱，骨质增生。

一个人天然正常的睡眠，是睡得香甜，醒来精神焕发。然而，由于工作的缘故，破坏了睡眠的自然规律，产生了昼夜颠倒，生物钟紊乱。这样的人失去了正常的困乏思睡，反而是越累越不能入睡，睡下去又不安稳，醒来仍然好像没睡。这就是说，睡眠不像睡眠，觉醒不像觉醒。睡眠的功能在衰退，全身脏器和细胞仍然处于疲乏，不能刷新。尤其是细胞膜出现了"受体抵抗现象"。也就是说，细胞不能从消耗中休整，不能再接受血液运送来的营养，细胞能量代谢得不到恢复。

四、衰老的中期表现

一个人（年龄 40 岁左右）中期衰老的表现主要有以下几种。

（1）色素分布异常：老年斑、褐斑、白斑、白发、老年环。

（2）更年期症状：血液性激素检查和阴道黏膜细胞图片检查指标均有所降低。

— 211 —

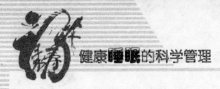

（3）女性生殖器萎缩：女性随着年龄的增长体内激素水平发生很大的变化，如阴道瘙痒、白带增加和炎症。

（4）前列腺肥大：B型超声测量，前列腺内径增大。

（5）眼睛的变化：远视和老花眼；晶状体混浊以致白内障、玻璃体混浊。眼底检查有动脉硬化征、视网膜出血、黄斑变性。

（6）唾液腺分泌液测量：褪黑素含量降低（国外有报告，国内尚未开展）。

（7）血液测定：血浆褪黑素浓度曲线衰退（国外有报告，国内尚未开展）。

（8）骨骼退行性变：X线片显示骨质疏松，增生性骨关节病；测定骨密度降低。

（9）心血管退行性变：主动脉硬化，中小动脉硬化，主动脉瓣钙化。

（10）肌肉萎缩：测定肌肽水平减退。

五、衰老的后期表现

人到中老年，机体的各种生理功能逐渐趋于衰退，新陈代谢能力逐渐降低，人体会出现各种"老态"。"老态"又称生理性老化，并不是疾病状态，而是机体生命后期必然出现的退行性变化。这种变化主要有头发变白、牙齿松动、形体改变、耳聋耳鸣、尿频尿急、生殖器官萎缩、生殖功能减退等。另外，主要的还是大脑细胞递减。

请看下列数字：人脑重量在 25 岁为 1 400 克，60 岁下降 6％，80 岁下降 10％。测量神经传导速度，50 岁以后下降 10％～30％。测量神经细胞数目，60 岁减少 20％～25％，70 岁减少 40％。这只是对一般老年人的调查。实际上，我们在临床上见到许多阿尔茨海默病（AD），又称初老期痴呆，是以进行性痴呆为主要临床表现的脑变性疾病，起病多在 50 岁以后，60 岁以前（60 岁以后发病者称为老年性痴呆）。他们原来是绝顶聪明的，却发生了十分严重的松果体萎缩和脑萎缩。在痴呆的超早期，先有一种表现为"轻度认知障碍"。如果在这个阶段的人应用褪黑素以后，再检验多项认知指标，都有明显改善。

第九节　维护睡眠，延缓衰老

常言道，"不知老之将至"，你在什么年龄进入衰老，可以从你的生物钟衰老指标来衡量。睡眠质量下降，是人类进入衰老最早发生的表现之一，它源于生物钟进入衰老程序。但是，由于许多人认为睡眠是本能，是与生俱来的，对睡眠质量影响身心健康认识不足，有必要补上睡眠与健康这一课。

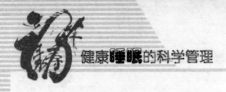

一、睡眠能修复身心

1. 维护大脑细胞　成年以后，脑细胞不能再生，尤其是大脑中的存储，删去便是丢失了，所以脑的维护至关重要。觉醒时大脑消耗大量的氧，又产生大量的细胞杀手自由基。在生物钟系统中，睡眠状态下松果体可以产生微量化学信使褪黑素，它一方面启动细胞复原过程，促进睡眠中枢的活动；另一方面清除脑内积存的自由基，保护大脑细胞。

2. 修复胸腺免疫功能　松果体与胸腺有同源的神经和血管，科学实验证明，移植青年松果体可以使衰老胸腺恢复青春。美国某大学曾在大学生志愿者中试验：正常8小时睡眠后测得免疫细胞功能正常，连续强制剥夺睡眠2天后测得免疫细胞显著衰退，同时血浆褪黑素明显降低，甚至为零。继续观察，补允睡眠后，免疫细胞及褪黑素均恢复正常。

3. 修复细胞能量代谢　常见一些中老年糖尿病患者经过饮食治疗、药物治疗以后，血糖仍然超过正常，医生称之为"胰岛素抵抗综合征"。如能在原来治疗方案的基础上合理地补充褪黑素，改善细胞受体，血糖可以降到正常。美国某大学在志愿者中做强制剥夺睡眠试验，在饮食完全相同的条件下，发现在强制剥夺睡眠以后，出现类似早期糖尿病现象，但当睡足了 12 小时以后，所有的异常现象全部消失。

4. 促使机体生长　小儿在第一次的夜间长睡中开始有脑垂体分泌生长素。成年以后，骨骼、皮肤、软组织的创伤愈合，主要是在睡眠中进行的。

5. 延缓衰老过程　科学家指出，长期睡眠缺失不但会促使早衰，还会发生各种老年性疾病。实验证明，对动物强制剥夺睡眠 3 周，相当于人类 2 年 3 个月，可导致死亡。死亡后解剖发现，松果体细胞消失，这就等于给动物做了松果体切除术。再看一看动物松果体移植实验：将老年鼠的松果体与青年鼠交换，可以使青年鼠提前 5.3 个月（相当于人类 29 岁）死亡；相反，得到青年松果体的老年鼠延缓衰老 33 个月，相当于人类的 105 岁方才死亡。

因此，如何判断人的睡眠好与不好？不是决定于睡了几个小时，而是取决于是否在生物钟正常节律中保持高质量、高效率的睡眠。

二、解读生物钟密码

前面已提到，雷奈 1953～1958 年从 2 万头牛的松果体中提纯取得一种要素，经分析取得化学结构式为 5-甲氧基-N-乙酰色胺。当时不知道它有很重要的生理作用，只见到它能使青蛙皮肤的黑色素脱失，故命名为褪黑素。1978 年应用放射免疫微量测定人类血浆和唾液褪黑素浓

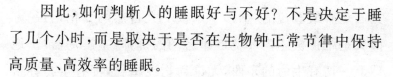

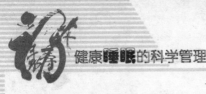

度,测得人类在白昼褪黑素浓度很低,晚上 20 时开始上升,22 时以后加速上升,凌晨 0～2 时达高峰,4 时以后迅速下降,白昼又是很低。如此周期性循环,形成了褪黑素昼夜节律,这就是管理睡眠的生物钟密码。褪黑素密码衰退的同时,又会指挥全身系统同步的衰退。20 世纪,科学家曾用实验鼠证明了生理性衰老是可以通过体外补充褪黑素来逆转的,因此对于人类延缓衰老的实践提供了一种新的方法。实验告诉我们,松果体分泌褪黑素与夜间暗相有极其密切的关系,夜间用强光照射会损伤松果体,损伤程度决定于光照强度和光照时间。可见,管理睡眠的生物钟,不但管理你的一昼一夜,还会管理你一生的寿命。松果体既是发育时钟,又是衰老时钟。

生物钟好比是大自然与生物之间的联系电话,它一方面是有最敏锐的"感知",来接受大自然的变化;另一方面又是维护机体内环境自律运动的统帅(主震荡器)。地球上一切有生命的东西,无论动物或植物,都有生物钟密码(褪黑素节律)。进化到脊椎动物以后,生物钟设置在松果体内;进化到哺乳动物后,脑神经系统进一步升级,主震荡器移入视神经交叉的神经核上,它就是睡眠起搏器。同时,松果体作为副主调控器与主震荡器组成了神经内分泌器官,指挥下属的自主神经系统、脑垂体内分泌系统、胸腺免疫调节系统。

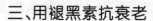

三、用褪黑素抗衰老

20 世纪 90 年代,生物学有两项新突破,一是克隆学说和克隆羊的诞生;二是生物钟学说和松果体素的发现。松果体素主要是褪黑素。最新的权威论述认为,褪黑素就是抗氧化、促睡眠的维生素。因为它是生物自身的产物,是维护生命所必需的。自从地球上有生命以来,无论是植物、微生物、动物都具有褪黑素(生命要素)。生物的生存要依靠褪黑素的昼夜节律。褪黑素能自然地被细胞膜上的受体接受,好比是特殊的细胞通行证;在一切抗氧化剂中褪黑素是最有效的自由基清除剂,因此它是细胞的保镖。

人为什么会早衰?自然人在大自然太阳光的管理下,日出而作,日落而息,能够享受自然寿命,平均 120 岁。以此类推,自然人的"中年"大约为 60 岁,"更年"大约为 80 岁,"老年"大约为 100 岁。自从人类发明了夜间照明后,学会了夜间工作和娱乐,寿命较自然人减了 50%:50 岁进入老年成为"七十古来稀"。

于是许多人在 40 岁后,出现疲劳综合征、代谢综合征、动脉硬化,以至于猝死、卒中。那么,应该如何补救呢?首先要普及有关生物钟的科学知识,使人们倍加注意睡眠的保护。最好的睡眠保护是增强体质锻炼,治疗慢性疾病,加强心理调适,消除烦恼,做到良好的自然睡

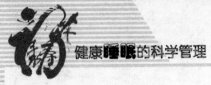

眠。60 岁以后,如出现长期自然睡眠减少,多数为松果体褪黑素减少,这就需要每晚补充人工褪黑素。在 40～59 岁时,如果发生早衰、睡眠障碍、疲劳综合征,也需要安排定期休整,来保证晚间 8～10 小时睡眠,择期补充人工褪黑素。

但是,用口服的方法补充人工褪黑素往往是没有效果的,必须按照仿生学原理来补充。我们通过 9 年的临床观察,证明了舌下含化的褪黑素含片(睡眠康宁片),5 分钟内溶解,100％从舌根黏膜吸收,经淋巴直达心脏,再通过腹式呼吸,可以迅速地促使它到达脑内。

第十节　健康的睡眠和觉醒为抗衰老创造条件

人生价值,来自觉醒中的活动。要想白天充分地活动和消耗,全靠夜间进入甜蜜的睡眠,才能保障觉醒时全身焕然一新。

延缓衰老,不但需要在夜间拥有充足的睡眠,更需要在白昼进行充分的有氧运动。步行和各种晨练、太极拳、祝总骧 312 经络疗法、五禽戏、瑜伽等都是最适宜的运动。只要肢体的肌肉都能得到收缩和舒张,肌肉发达了,脂肪的比例也就会达到合理。

不但躯体和四肢需要锻炼,头颅、颈部也需要充分的运动。头颈肌肉的运动,包括眼肌运动、颊肌运动、嚼肌运动、唇肌运动、耳肌运动(可以用手指协助),以及颈椎的肌肉运动。

一、运动锻炼的重要意义

生命在于运动——东方医学传统则是讲究"生命在于修炼"。近年来,科学研究又诠释了一个新的奥秘。我们都知道,生命起源于蛋白质,但是蛋白质会老化。科学家研究人体内蛋白质破坏过程时发现,蛋白变性来自体内的"糖基化"反应。什么是"糖基化"?一旦体内的葡萄糖分子或是其他糖分子,与蛋白质错误地黏结起来,就会引起蛋白变性(引起组织褐色退变,老年斑);不仅如此,蛋白糖基化以后,又进一步导致蛋白质"交叉连接",失去蛋白质的生理作用,而且还容易与自由基及其他有毒物质相互作用,产生怪异物质高级糖基化终产物。

人到了老年,几乎 1/3 的蛋白都被"糖基化"了,于是出现了皮肤老化、动脉硬化、大脑记忆细胞退化。如何遏止"糖基化"反应,从而保护蛋白质的生命力?最好的办法就是运动锻炼。锻炼使肌肉重新发展起来。肌肉会产生足量的肌肽,肌肽是生物体内的抗衰老斗士,它有多种抗衰老功能。

此外,运动可以使血浆内的高密度脂蛋白(HDL)升

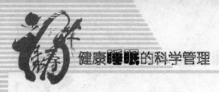

高，HDL 又称为好胆固醇，是坏胆固醇的清道夫，可以清除血管内堆积的坏胆固醇。对于高脂血症患者来说，运动可以提升血液中的好胆固醇来清除血管壁的粥样斑块。

二、肌肽是健康长寿新奥秘

肌肽有三个专职功能：①天然的抗糖基化剂。②强大的抗氧化剂。③具有缓冲能力，能防止和消除肌肉的疲劳，使血管舒张，调节血压。

实验证明，当老年人的成纤维细胞失去了原来正常的、年轻的状态，肌肽能恢复所有这些与衰老有关的变化，让成纤维细胞大小和形态转变回来，像年轻细胞一样。

另外，在保护长寿基因方面，肌肽也有独特作用。我们知道，随着年龄增长，细胞染色体的端粒变短，遗传基因分子慢慢地失去作用，最终细胞进入死亡。科学家测试各种抗氧化剂，发现唯一能够起到保护端粒作用的是肌肽。英国长寿协会教授凯拉扎伊认为，肌肽能够协助提高寿命，帮助人们活到百岁。

肌肽还能对抗老年痴呆。因为它是神经传递素，又是焕发记忆的保健品。它能帮助大脑，将信息从一个神经细胞跳跃到另一个细胞中去。另一方面，肌肽可以通过结合锌离子和铜离子来对抗 β 淀粉样蛋白对大脑的损害。它也能活化大脑中的钠、钾、能量物质三磷酸腺苷（ATP）来抵抗自由基，同时增加血液供应，维持大脑代谢平衡。

肌肽能够抵制慢性炎症引起的衰老机制，消除一氧化氮过多的活性，减少高级糖基化终产物（AGEs）及其他有毒物质的生成。

三、运动锻炼要有原则

中老年人进行运动锻炼要坚持以下原则：持之以恒，循序渐进，缓慢而均匀的动作，配合"调息功夫——调节一呼一吸的锻炼方法"。

运动不仅仅是锻炼四肢，全身尤其是头颈肌肉的运动也很重要。药王孙思邈在西魏时代出生，相传活到141岁才仙逝，其长寿心得必有过人之处。但是，事实上幼时的孙思邈体弱多病，所以才因病学医，总结了唐代以前的临床经验和医学理论，编成两部医学巨著——《千金药方》和《千金翼方》。这里，我们要特别推荐"药王孙思邈养生十妙法"。

（1）发常梳：将手掌互搓36下令掌心发热，然后由前额开始扫上去，经后脑扫回颈部。早晚各做10次。头部有很多重要的穴位，经常"梳发"，可以防止头痛、耳鸣、白发和脱发。

（2）目常运：合眼，然后用力睁开眼，眼珠打圈，望向

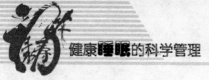

左、上、右、下四方;再合眼,用力睁开眼,眼珠打圈,望向右、上、左、下四方。重复 3 次。有助于眼睛保健,纠正近视。

(3)齿常叩:口微微合上,上下排牙齿互叩,无须太用力,但牙齿互叩时须发出声响,做 36 下。可以通上下颚经络,保持头脑清醒,加强肠胃吸收,防止蛀牙和牙骨退化。

(4)漱玉津:口微微合上,将舌头伸出牙齿外,由上面开始,向左慢慢转动,一共 12 圈,然后将口水吞下去;之后再由上面开始,反方向做 12 圈。从现代科学角度分析,唾液含有大量酵素,能调节激素分泌,因此可以强健肠胃。

(5)耳常鼓:手掌掩双耳,用力向内压,放手,应该有"噗"的一声,重复做 10 下。双手掩耳,将耳朵反折,双手食指扣住中指,以食指用力弹后脑风池穴 10 下。每天临睡前后做,可以增强记忆和听觉。

(6)腰常摆:身体和双手有韵律地摆动。当身体扭向左时,右手在前,左手在后,在前的右手轻轻拍打小腹,在后的左手轻轻拍打"命门"穴位,反方向重复。最少做 50 下,做够 100 下更好。可以强化肠胃、固肾气,防止消化不良、胃痛、腰痛。

(7)腹常揉:搓手 36 下,手暖后两手交叉,围绕肚脐

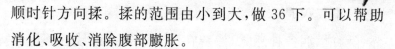

顺时针方向揉。揉的范围由小到大，做36下。可以帮助消化、吸收、消除腹部臌胀。

（8）摄谷道（即提肛）：吸气时，将肛门的肌肉收紧。闭气，维持数秒钟，直至不能忍受，然后呼气放松。无论何时都可以练习。最好是每天早晚各做20～30次。相传这动作是自称"十全老人"乾隆皇帝最得意的养生功法。

（9）膝常扭：双脚并排，膝部紧贴，人微微下蹲，双手按膝，向左右扭动，各做20下。可以强化膝关节，所谓"人老腿先老、肾亏膝先软"，要延年益寿，应由双腿做起。

（10）脚常搓：右手擦左脚，左手擦右脚。由脚跟向上至脚趾，再向下擦回脚跟为一下，共做36下；两手拇指轮流擦脚心涌泉穴，共做100下。脚底集中了全身器官的反射区，经常搓脚可以强化各器官，治失眠，降血压，消除头痛。

四、咀嚼养生常识

在这里还需要强调一下咀嚼养生的奥秘：我行医50年，遇到的糖尿病患者十中有九是吃饭极快，俗话说"囫囵吞枣"，不会"细嚼慢咽"。因此认为，要延缓衰老，尤其是要预防中老年代谢综合征和2型糖尿病，一定要进行科普教育，使人们懂得咀嚼的重要性。

华夏五千年的饮食文化讲究的是"色、香、味"。这个

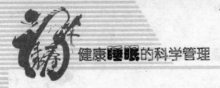

"味",不仅仅是味觉,还有嚼感。咀嚼感中有软、韧、脆、黏、酥、滑、润各种感觉,掺杂在甜、酸、苦、辣、咸五味组合的感觉之中。请想一想,如果不咀嚼而直接吞咽就什么味道都没有了。我们讲究品尝,就是要吃一点点,仔细咀嚼,精细地分辨,尽情欣赏。各种菜肴五味俱全,再加上嚼感的组合,就形成了千百万种食谱。那么,要想充分地欣赏菜肴的奇特美味,只有在咀嚼中品尝。从医学的深度来分析,咀嚼有如下 8 种重要的功能。

(1)咀嚼促进消化酶的分泌:口腔内的唾液腺分泌淀粉酶,所以当你咬了一口馒头,在细嚼慢咽中会感觉它有甜味,又有麦香味。另外咀嚼发送一种信息,传到大脑,产生食欲,再激发胃、肠、胰腺的消化酶分泌。只有这样,你才能真正地得到营养。

(2)咀嚼决定唾液腺的发育:口腔内唾液腺包括双侧腮腺、颌下腺、舌下腺。有一些疾病如糖尿病、肥胖症、口腔干燥病、米枯列兹病都是合并了唾液腺细胞退化,唾液减少,并有关节软骨病变。因此,患者有口干、舌燥,以及膝和髋关节运动障碍。这是因为唾液腺还有一部分内分泌腺产生激素,来控制软骨代谢。

(3)咀嚼决定关节软骨的营养发育:上面已经叙述,唾液腺内有激素管理关节软骨的营养。

(4)咀嚼有杀菌作用:咀嚼产生的唾液中有溶菌酶,

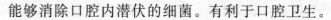

能够消除口腔内潜伏的细菌。有利于口腔卫生。

（5）咀嚼决定牙齿的健康：咀嚼是重要的运动，能锻炼咬合关节和肌肉，保持牙齿、牙龈的健康。

（6）咀嚼起到保护作用：咀嚼过程中才能发现食物中的鱼鳞、鱼刺、碎骨、沙砾、异味腐败等有害物，及时唾出。

（7）细嚼慢咽才能减肥：减肥要把主食减到每餐 50～100 克。只能小口进食，咀嚼时间越长，才能感到满足。否则囫囵吞下，250 克也嫌不够。

（8）咀嚼才能磨碎、化解："老黄牛，吃的是野草，产的是奶流"。牛羊都是具有"咀嚼功夫"的，从它们也能看到咀嚼的神奇作用。

五、调整胃肠道功能

睡眠缺失，导致食欲缺乏，营养代谢失调、便秘，这是互为因果的。腹胀、腹痛、便秘，又会反过来干扰睡眠。所以，健康睡眠的管理必须包括"饮食调理"。从养生学角度来看，食疗胜于药疗。

治疗方案中，选择特定的食物和烹调方法。进食才能启动胃肠道蠕动，从而产生一系列消化液和消化功能；吸收营养后，又要依靠肠道运动来排泄粪便。下面介绍一个成功的案例：

我家的"皇帝早餐"和下午茶，用来辅佐药疗，解决了生物钟障碍以后顽固的习惯性便秘。俗话说十男九痔，

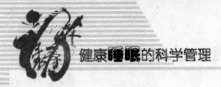

怎么办？从根源来讲，这是"下元无力"，还是要靠食疗和运动。

取磨制的黑芝麻、核桃等混合养生粉用做早餐，可使大便通畅。近来又得到一个偏方：黑芝麻、黑豆、黑米、核桃仁、薏苡仁、山药、枸杞子、何首乌、百合，外加莜麦面，做成养生糊当作早餐。

我来个自家制作，多快好省，够得上"皇帝早餐"。首先，一定要"好"，要切合本人情况，辨证论治：我家老爷子有几十年的习惯性便秘，长期吃芦荟胶囊，肠镜发现重度结肠黑变病。从此，停了通便药，改用食疗加隔天 1 包乳果糖口服液（杜密克）。食疗配方采用黑芝麻、黑豆、黑米、薏苡仁、核桃仁、大米 6 种原料（由于老爷子没有阴虚内热，又是常年服用，所以去掉上述偏方中的山药、枸杞子、何首乌、百合），每种 100 克，在电煲锅内加水 1 200 毫升，黄灯加热 12 小时后，再高压绿灯 20 分钟即成浓粥，分装 12 袋，放冰箱冷冻。每天睡前从冰箱取出 1 袋，次日自然解冻。每天早晨 1 袋，配牛奶 100 毫升，2 小匙白糖，微波加热 1 分钟即可服用。其"好、省、多、快"。

（1）好：常年食用，6 种食物都有改善肠功能的成分，都是中医营养学最为推崇的，尤其是黑豆。采用"浓粥"的方式优于做糊，因为①黑芝麻、核桃等有油脂，电磨发黏不易粉碎，而且丢失较多。②冲服不可靠，还得煮沸才成糊状,又损失一些。③做粥则保证全部良好吸收。

(2)省:从农贸市场买原料,一天 100 克浓粥,价格相当于超市养生粉的 10％～25％。

(3)多:到农贸市场一次,每样 500 克可维持 2 个月,每样 3 000 克可以维持 1 年。

(4)快:以前,我每天要起大早做养生糊,等老爷子过来吃早饭时,再放微波炉里加温。现在,老爷子起床后,喝 3 杯温水,盥漱梳齐以后,自己到厨房将 1 袋养生粥放在牛奶中,微波加温即可。

皇帝早餐:①牛奶加养生粥。②牛奶加新鲜烤制面包(经常换样)。③霜后的白萝卜(切成小块)沁桂花酸梅汤。多水萝卜赛梨!

下午茶:①水果。②碧螺春茶或酸奶。③芝麻酱维化饼干。④酸枣加红枣。

说明:一勺芝麻酱营养价值相当于三块鱼肉,下午茶符合少食多餐原则。

老人家应用这种配膳,既保营养,又能通便,还能减肥。省时,省事,省钱。老爷子高兴,哈哈哈,大笑三声。真乃天之子也!

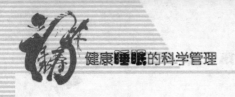
附录一 健康睡眠咨询问答

一、关于睡眠与健康

1. 以前没有听说过"世界睡眠日",请问,这个"纪念日"的来源是什么?

"世界睡眠日"定于每年 3 月 21 日,它肩负重任,不亚于"世界戒烟日"。鉴于社会调查表明了人群中睡眠问题的"普遍性"、"严重性"、"危害性"日趋加剧,"国际精神卫生及神经科学基金会"主办了"全球睡眠与健康计划"。第一件事,于 2001 年 3 月 21 日发起"世界睡眠日"全球性的活动。我国于 2002 年 3 月 21 日以后参加了"计划"中的睡眠调查。2003 年 3 月 21 日宣布把"世界睡眠日"正式引入中国。

2. 关于睡眠问题的"普遍性",调查结果如何?

全球有近一半人口受到各种睡眠问题的困扰。2002 年我国调查 10 000 余人,其中有失眠问题人数高达 42.3%。2004 年调查结果显示,至少有 35% 的人有失眠问题,老年人失眠占 60%。

3. 失眠的"危害性"调查结果如何?

调查分析全球历年的重大意外事故,其中绝大多数属于技术操作失误的责任事故。美国报告,因睡眠不足导致工作效率和生产力的下降、病假、意外伤害,每年经济损失超过 350 亿美元。因睡眠不足,导致大脑功能减低(尤其是注意力、应变能力、迅速反应能力方面)。因睡眠不足引致的意外事故占卡车司机死亡事故的 57%、一般车祸死亡的 10%。许多惊世的空难、交通事故均源于人为因素,与过度疲劳、睡眠不足有关。不该发生的事故发生了。

医学病历分析说明,睡眠缺失、"疲劳轰炸",往往是发生危险疾病,如败血病、肺炎、癌症的"内因"。总之,睡眠缺失是生命攸关的问题。每天三分之一时间的睡眠是另外那三分之二生命活动的保证。睡眠缺失是杀人不见血的"软刀子"。

4. 失眠的"严重性"研究结果如何?

失眠直接影响人体的生理功能和人的寿命,其严重性举例如下。

(1)影响血糖能量代谢:美国芝加哥大学报告,观察 11 名健康男子(18～27 岁),前 3 天每天睡 8 小时,后 6 天每天睡 4 小时,最后 7 天每天睡 2 小时。结果发现,睡眠不足时,餐后血糖恢复正常水平的时间延长 40%(与 8 小时睡眠时的餐后血糖耐量比较)。而且,测得分泌胰岛素的速度减慢 30%,类似早期糖尿病现象。

(2)影响免疫调节功能:睡眠与人体免疫功能实验显示,观察 23 名健康男子(22～61 岁),前 2 天正常睡眠,后 3 天在清晨 3～7 点"强制性中止睡眠",强光刺激保持清醒。这时,有 18 人测得 T 细胞活动度显著下降(28%)。23 名获得充足睡眠以后,再查 T 细胞活动度均恢复正常。重复实验,夜间测褪黑素浓度,褪黑素相应地突然下降,近乎基线。恢复睡眠以后,褪黑素浓度也恢复正常。

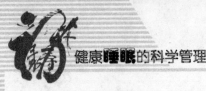
（3）促使机体早衰：出现"精神压力综合征"、"疲劳综合征"、"抑郁症"和各种老化疾病。睡眠与精神状态有极其密切的关系。睡眠缺失引起思维、情绪、行为失常。

（4）由于"过度超支"，促使人的寿命缩短，甚至于英年早逝；例如，号称中国硅谷的中关村，高科技人员平均寿命为 53 岁，而周围居民平均寿命为 73 岁。就是说，"科学技术精英"平均寿命要比一般人少 20 年。

5. 睡眠是不是大脑休息？要想睡好，是不是需要使脑活动降到最低？

睡眠中大脑能够得到休息（不工作）和修整，但是睡眠并不是"脑活动停止"。睡眠中仍然有脑活动，这是另外一种整合程序，是系统维护活动，所以说，睡眠是脑活动的重新组合。要知道，生理睡眠是一种主动性的脑活动，绝不是脑被迫降低活动。脑麻醉才是被迫降低活动。

6. 睡眠是怎样产生的？是不是"大脑抑制"产生睡眠？

睡眠是一种主动性脑活动，负责组织这种主动性活动程序的是睡眠中枢。睡眠中枢位于大脑和小脑中间的丘脑。另一方面，生命中的"觉醒-睡眠"节律是由生物钟来指挥的。生物钟指挥丘脑的睡眠中枢，才能使机体的各个节律同步进行。要知道，大脑内没有睡眠中枢，它不能产生睡眠的主动性脑活动程序。在白天，大脑兴奋作用抑制睡眠中枢；夜间，大脑通过条件反射来消除兴奋，从而释放出生物钟的功能。如果夜间大脑没有产生条件反射，或是大脑高度兴奋不接受条件反射的信号，或是灯光强烈刺激，都会抑制生物钟，制止主动性睡眠的产生。

我们都知道,大脑兴奋产生抑制睡眠中枢的作用造成失眠。安眠药物消除大脑兴奋,去掉大脑的抑制作用,释放出生物钟的主动睡眠活动。然而,安眠药物本身并不能产生主动性睡眠活动。

7."睡眠是大脑的保护性抑制",这句话应该如何理解?

这是指大脑自身消除兴奋,进入保护性抑制状态。但是,这并不能解释睡眠是怎样产生的。不能理解为"大脑抑制"产生睡眠。

用一句话来说明:"抑制大脑,释放生物钟,产生睡眠,保护健康。"

8.我生来睡眠少,这是优点还是缺点?

这就要具体分析了。这里面有几方面的问题。

(1)睡眠少,有先天性因素,也有后天性因素。

(2)睡眠少,要看少多少?

(3)睡眠少,要看睡眠效率如何?

(4)睡眠少,要看50岁以后能不能增加。

(5)睡眠少,要看有没有代谢障碍。

9."睡眠少"的先天因素是什么?

产生睡眠的先天因素就是生物钟。这是由遗传基因密码决定的。

每个物种都有特定的生物钟类型。比如说,哺乳动物的生物钟密码表现为松果体分泌褪黑素的速度、幅度、时相。具体地说,表现在昼夜褪黑素血浓度曲线的特点上。科学家将哺乳动物的生物钟特征分为三型,而人与实验鼠的生物钟特征极为相似,属

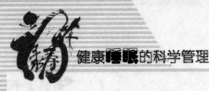

于第二型。人与人之间,生物钟特点都是相似的,当然也有个体差异,但是最大的差异是来自年龄引起的差异。这里面就掺入较多的后天影响了。就学龄前儿童来说吧,一般都是晚20～21时有困倦感,22时从过渡阶段进入睡眠,23时排尿以后深睡,7～8时醒来。生物钟的生理睡眠是夜间甜蜜入睡,醒来精神焕发。有的人容易入睡,粘枕头就睡着。有的人容易兴奋,大脑活跃,就不容易入睡。有的人觉醒快,马上清醒。有的人觉醒慢,醒了仍不清醒。正是因为如此,有的人睡眠多,有的人睡眠少。

10. 我是先天的"睡眠少",是优点还是缺点?

睡多与睡少是相对而言的。每个人的睡眠需要量称为"睡眠定额",没有绝对的标准。一般来讲,差异不超过2小时,都算是在正常范围。而睡眠定额因年龄变化很大,青少年9小时,成年人6～8小时。老年人睡眠需要量不一定增加,但是衰老使睡眠质量下降,夜间睡眠减少,而午间睡眠增多。所以,虽然总的睡眠延长,而夜间睡眠时间和质量却是都有所下降,这是生物钟衰老的标志。

睡眠定额主要由遗传因素决定,但是又与长期的后天因素有一定的关系。有调查报告3 040青年学生(13～20岁)中,"早睡早起"的成绩好者占96%。"晚睡晚醒"的学生,白日里嗜睡者多一些,注意力不集中者多一些,成绩差者多一些。两组相比之下,有显著性差异,也就是说,前一组智商高的较多,注意力集中快。后一组智商偏低的比较多,注意力不集中。这样看来,自己表白"生来睡眠少"的人,可能是高才。他的智商高,效率高,学习时间长,使他学得更多。再加上他喜欢和别人比,因而沾沾自喜。然而,睡眠少对于他本人来讲,既是优点,又是缺点。因为这类人大脑虽然敏锐,但是神经比较脆弱,机体比较瘦弱,容易生病。尤其是把长期睡眠短缺当作是自己的优势,实际上却促使自己的生物钟较早地衰退。

11.“睡眠少”的后天因素是什么?

后天环境对睡眠习惯影响极大。例如,父母中有“睡眠少”的,看来像是遗传,但也有可能是模仿大人故意少睡;也有可能家中晚饭很晚,晚间家庭生活推迟;或是晚间环境嘈杂(声干扰、光干扰);或是晚间娱乐吸引人,挤掉了睡眠时间。

现代社会是在灯光指挥下生活。但是人们缺乏对于“光污染”的预防知识。尤其是他们不了解夜间灯光照射直接损伤松果体,因此一味地追求光亮,追求人造小太阳。其实,松果体受损程度是与夜间光的照明度成正比例的,按照松果体学说,如果要使21世纪的人享受“自然寿命”,就要开展保护松果体生物钟的科学普及教育。

12. 睡眠是天生的,还是养成的?

有天生的一部分,但是睡眠习惯的养成,决定你的“睡眠定型”。睡眠习惯养成是从幼年开始的。优生优育教育要使准妈妈注意按时入寝,夜间保持暗相。要知道,准妈妈的褪黑素通过胎盘到达腹中的宝宝。哺乳中的妈妈同样要注意,褪黑素通过乳汁到宝宝体内。当宝宝开始有了光感,就要让他在阳光的指挥下生活。不要用电灯直接照射婴儿眼睛。要使宝宝从 6～30 个月的时间里建立他的生物钟,并且达到分泌褪黑素的高峰,这是“睡眠定型”的关键时期。要使他在太阳落山以后便不再兴奋,18 时吃

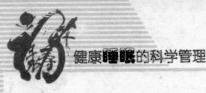
晚饭,20时睡觉。记录宝宝第一次沉睡.这时他的脑垂体开始分泌生长素。他的脑发育、身长,都会在妈妈的眼皮下快速地增长。

学龄期的作息时间更为重要。从上学开始就要教会儿童提高学习效率,不要开夜车。青春期要注意避免夜间娱乐,更不能参加夜生活。节日狂欢都要避免熬夜,戒烟戒酒更是不在话下。

成年人在工作中是"身不由己"的,睡眠忽多忽少在所难免。所以,到了一定年龄(45~50岁)便会发生松果体分泌不足的症状,这时候只有依靠补充外源性褪黑素。

13. 睡眠少的健康范围,允许"少"多少?

健康的范围,不仅仅要看睡眠时间,还要看睡眠质量、睡眠效率。单纯从睡眠时间来说,健康范围可以上下浮动2个小时。如果睡眠效率高,比6小时少1个小时是允许的。但是,如果睡眠质量低,按道理还应该增加2个小时睡眠,到8个小时才对。如果只睡5个小时,实际上是少了3个小时,这样少的睡眠就是有害的。

另外,我们可以从睡眠时间来分析睡眠的生物节律。有的人是早睡早起,称为"早晨型"或"百灵鸟";有的习惯于晚睡晚起,称为"晚间型"或"猫头鹰"。睡眠的缺少也可以分为三型:①缺少的是24时以前,称为"入睡性失眠"。②缺少的是24~4时,称为"睡眠维持性失眠"。③缺少的是4时以后,称为"早醒型失眠"。有的人习惯于早晨4时醒来。"早睡也是4时醒来,晚睡也是4时醒来",他的生物钟密码就是设在早晨4时醒来。那么,他就应该早睡,不要晚睡才能保护自己的生物钟。有的人习惯于24时以后睡,早上起床推迟3个小时。这种又称为"延迟睡眠综合征"。

14. 生来睡眠少，为什么要看 50 岁以后是否增加？

生来睡眠少的人，睡眠时间已经定型，很难改变。一般来说，他们在短时内睡眠效率较高，所以，白天精神和别人一样。但是，随着年龄的增长，睡眠质量下降，就需要进行及时的补救。不要仍然自持于"生来睡眠少"。只要认识到这问题，重视这问题，就不会放纵"隐患"而不顾。

15. 生来睡眠少，要紧不要紧？为什么要做"代谢障碍"检查？

睡眠减少会影响血糖、血脂。工业发达国家流行一种"代谢综合征"，源于细胞代谢障碍，根本问题在于细胞受体抵抗。这些人睡眠质量差，控制甜食以后，仍然有血糖问题。那么，针对性的治疗要靠细胞的保镖——褪黑素。因此，如果自己认为"睡眠少"不是问题，但要解决"代谢"问题，还应在晚间睡前含睡眠康宁。

16. 什么是"X-综合征"，与褪黑素有什么关系？

20 世纪 80 年代，欧美国家发现有大批可疑的代谢障碍病人出现。80 年代末，心血管医生也发现了大批可疑的体重高、血压高、血黏稠度高、微循环障碍病人。其原因归于代谢障碍（当时，由于原因不明，分别称为内分泌"X-综合征"、心血管"X-综合征"）。90 年代，科学证明代谢障碍原因归于"胰岛素受体抵抗"，低密度脂蛋白受体减少。如今，将这两方面病症归纳起来，有 8 项指标异常（增高）：体重、血压、血脂、血糖、血尿酸、血黏稠、胰岛素抵抗、脂肪肝，统称为"代谢综合征"。

最初发现"X-综合征"时，还有一条标准是"50 岁以上"。实际上，有以上 8 项指标异常的人，往往是经过了长时期的饮食不平衡，热能过高，夜间进甜食，体重暴增的过程。以后，发现患者即

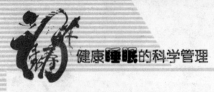

使控制饮食,仍然不能挽回细胞内的危机。

生物钟学说揭示了以下的事实:一方面饮食热能过高,胃肠道嗜铬细胞褪黑素产生量减少;另一方面夜间工作损伤松果体,褪黑素产生量减少,体内自由基积蓄递增,损伤细胞膜受体。在这种情况下,如果遵循仿生学原理来补充褪黑素,可以从细胞水平保护"受体"和能量代谢,从而协助降血糖、降血脂。

17. 什么是"Z-综合征",与睡眠有什么关系?

心血管危险因素聚集起来,就会形成"X-综合征"。危险因素"肥胖"、"高血糖"又与睡眠中"鼾声如雷"互为因果。人群调查报告,人群中血糖代谢障碍者与"打鼾"之间统计学相关系数很高,有显著意义。打鼾严重的人往往有"呼吸暂停综合征"(SAS)。其中"阻塞性呼吸暂停综合征"(OSAS)会在夜间造成"缺氧征",甚至"窒息"。近年来,经济富裕国家开展这项研究,提出这样一个公式:"Z-综合征"="X-综合征"+睡眠呼吸障碍。现在已有相应措施,如果不愿意手术根治(咽腭成形术),50岁以后应用"正压呼吸机"配合睡眠康宁(褪黑素),效果也很好。

18. 哎!你说什么"生物钟密码"呀,"仿生学原理"呀,听起来够"神"的呢?

您的意思是不是一听到这些名词,脑子里就卡住了?是不是有些说得太深奥了,恐怕老百姓掌握不了。请您不要着急!要花点工夫,耐心地学习这些科学知识。这些都是科学普及能够说得明白的事情,要使广大群众都能明白"生物钟的道理"。这是非常非常必要的呀!只要您能保护好自己的"生物钟",您就能睡得好,吃得香,身体抵抗力强,防病于未然。

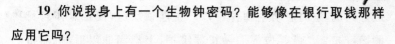

19. 你说我身上有一个生物钟密码？能够像在银行取钱那样应用它吗？

这个比喻好极了。你在银行取钱时，不小心错了一个数码，你就取不出钱。下一次，你纠正了错码，就能取钱了。你头脑里有一个松果体，它执行生物钟任务，给你甜蜜睡眠。松果体夜间分泌褪黑素有一定的节律，这节律包括分泌褪黑素的时间、上升速度、幅度、维持量、下降速度。这些数字构成了"生物钟密码"。偶尔一天数字少了，马上补救，生物钟密码仍能保持正常。长期地、一点一点地减少褪黑素的数量，到了 50 岁，松果体便转变方向，指挥人体走向进行性衰老（50 岁以前，松果体指挥人体生长发育）。作者写这本书，就是要告诉你，科学家已经发现了检测褪黑素密码的办法，又成功地用体外补充褪黑素的办法来改正"错码"。

20. 怎样纠正生物钟密码错误呢？

这的确是非常深奥的科学理论。但是，老百姓也可以学会使用"生物钟密码"。打个比喻：电脑的硬件和软件理论非常深奥，由专家做了出来，供打字员使用。现在，连"娃娃们"都会使用电脑了。说到这里就必须强调，要正确使用褪黑素。要遵循"仿生学原理"用好产品，使用不当，可以害人。电脑好不好？使用不当，已经害了很多青少年。

什么是生物钟密码？说白了，就是褪黑素在血液里的数量曲线。衰老的生物钟，它的褪黑素数量明显地减少了。最初，减少的是夜间开始的数量。因为人们把睡眠时间从 21 时推迟到 24时，你要恢复松果体密码，只要在 21 时补上微量褪黑素。21 时是

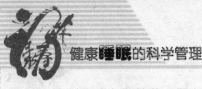

最好时机,这时启动生物钟可以产生连锁反应,使松果体自身功能运行起来。就好像人们做机器维护,上滑润油以后,机器自己可以转动起来。

21. 美国最先推行褪黑素,但是后来美国人对褪黑素有争议,这是不是真的?

是的。1995年,褪黑素像一股旋风席卷全美国。著名的媒体《纽约时报》、《华尔街报》、《波士顿地球报》、《新闻周刊》竞相报道。有的撰文介绍褪黑素的奇迹:防止老化,克服"时差",预防疾病如心脏病、糖尿病、高血压、帕金森病、更年期障碍、癌症等,特别强调褪黑素是绝佳的安眠剂。一时间,褪黑素成为美国人茶余饭后的热门话题,并且掀起了抢购风。褪黑素引起人们关注,也引起了争论,出现了反对意见。这些质疑不少是出自临床医学权威,纠正了不少过分吹嘘的介绍。争论是必然的,真理总是越辩越明白。

22. 对褪黑素反对意见是什么?

争论的焦点是褪黑素究竟有效没有效?

(1)褪黑素能不能替代安眠药? 褪黑素与安眠药的作用完全不同,各有各的使命,不能互相替代。报上宣传说,褪黑素上市使安眠药无人问津,这是一种误导。

安眠药最大的优点是想要什么时间睡,就可以什么时间睡。不论在什么样的环境中,都可以麻醉入睡。但是,一旦造成安眠药依赖,就会发生一系列的弊端。褪黑素不会产生弊端,但是要求严格的使用条件。它只能恢复生理睡眠,但不能消除大脑过度兴奋。

褪黑素与安眠药两者不能互相替代,却是可以联合使用。褪黑素可以协助治疗失眠者撤离安眠药弊端,也可以帮助很多人不再陷入迷恋安眠药的困境。

(2)褪黑素能不能作为"回春剂"? 事实证明,褪黑素不能"助阳",不能使闭经者重新产生月经。它不能使50岁变为30岁,却可以使50~60岁的人保持体力、脑力,保持老年人的肾上腺皮质激素功能直到80岁。它可以使前列腺肥大恢复到正常内径。这些人究竟能不能保持体力、脑力到120岁,还要等待到2110年才能下结论。

褪黑素不能创造"长生不老",褪黑素只是能够将现代人的"人类早衰"延缓到原始人类的"自然衰老"。

(3)为什么多数人口服褪黑素以后感觉无效? 多数人是在超市购买褪黑素。只因看到简单的说明书上说有催眠作用,所以他们就是盲目地购买、盲目地抛弃。他们并不明白,怎样用才能有效。

发表"老化与癌症"世界会议(Stromboli)科学公报时,科学家从来就强调:"已经揭晓自身褪黑素如何在体内运作。必须以这些研究为基础,利用外源性褪黑素调节内分泌激素,以达到最自然的状态。如果违反自然规律,就会造成严重后果。"简单一句话,利用外源性褪黑素要模仿自然规律,这就是仿生学原理。多数人口服褪黑素无效,就是因为他们根本就不知道褪黑素的自然规律。

(4)褪黑素是激素,应该不应该列为医药专利,让医生来管理? Stromboli会议上科学家取得共识,松果体褪黑素的研究是

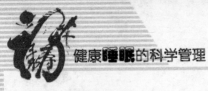

世界性的科研成果，所以不设知识产权，任何人都可以利用这些科研成果来为全球人类谋幸福。会后，美国食品药品管理局（FDA）批准褪黑素以改善睡眠的保健食品上市。褪黑素成为最低价，又是最准确、最可靠的因材施教"生理睡眠保健品"。

有关是否列入医药专利的争论，在"褪黑素的奇迹"书中写得很清楚："有人试探游说美国食品药品管理局将褪黑素列为医师处方专用药物。他们散播风言风语说，制药公司愿意投资将褪黑素按照安眠药物获取专利。作者在这里明确地指出，这是牟取暴利的严重错误。像褪黑素这种安全又有益于健康的产品，应该既是廉价又是方便地授予民众"。作者表白科学家的本意，是要尽快地使民众得到科研成果的效用，而不愿再等待 20～30 年的光阴，去取得官方对于"补充褪黑素来延长人类寿命"的认可，毕竟再等待 30 年，这样对广大民众是不公平的。于是，不去谋求临床三期实验，不设医药专利，褪黑素得以提前 30 年造福人类。然而，由于没有专利，也就没有人投入大笔资金来开展临床研究。

23. 按照仿生学原理，舌下含化褪黑素类似自然松果体褪黑素，为什么在超市上却要卖口服的褪黑素呢？

1993 年，批准褪黑素保健品上市以前，没有经过三期的临床实验。开发商根据褪黑素的动物实验，在夜间饲水补充外源性褪黑素有效的科学报告，制作了口服制剂。然而，开发商并不知道动物饲水与人类饮水的区别。人类饮水是从口腔吞咽，而实验鼠到水瓶吸管找水时，是鼻子接触水，那么溶在水中的褪黑素，首先是从鼻黏膜吸收。其实，鼻黏膜吸收与舌下含化吸收是类似的，

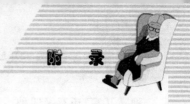

却被误导为"经口服用"。

后来有稀少的临床实验叙述了应用鼻腔滴剂,舌下含化片,效果迅速而准确。近年来,已有不少的文献报道,口服的褪黑素制剂适合于另外一种治疗方法,即辅助的抗癌治疗。应用大剂量10～40毫克褪黑素顿服。配合癌症手术、放疗、化疗的日用量最高可达100毫克,有很好的效果,但是需要经医生指导。

24. 灯光是无害的,它怎能伤害松果体呢?

电灯是人类最先发明的电器。它提高了生产力、工作效率,又是艺术的创造。但是,它破坏了自然界的"光相"与"暗相"。

松果体又称为"第三只眼"。这一只眼是在"光-暗"信号指挥下建立的,又是在"光-暗"信号指挥下执行重要任务。松果体不能直接地接受光波,必须通过信息转换的方式将光能转变为电能,再将电能转换为化学信使。

光信号能使松果体停止产生化学信使褪黑素。光照的强度和时间越是加大,抑制力度也就相应地增加。不仅如此,在强光之下夜战,人体有大量的能量消耗,自由基随之大量产生。松果体本来是一个"褪黑素净化自由基"的血池,现在松果体被迫停止产生褪黑素,净化池变成污染池,自由基却是可以肆虐,破坏了松果体细胞。松果体细胞减少后,即使再度开工,褪黑素的产量递减。如此每况愈下,进入了恶性循环。实验证明,夜间用灯光持续地照射动物,就等于给动物做了松果体切除术。

25. 现代社会中环境污染是否包括"光污染"? 光也有危害吗?

按照人们的常识,环境污染有水污染、空气污染、噪声污染三

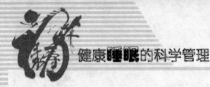

种。其实,还有第四种污染,它使绝大多数人受害。这就是"光污染",也就是"视觉环境"的污染。

城市夜间的室外照明,产生了干扰光,如溢散光、反射光、眩光等。具体说来,"不夜城"的夜景照明,把强光像泼水一样洒在高楼大厦的墙上、地上、树木上,耗电量接近 10 倍的国际照明标准。它还能通过窗户,把室内映照得通明。

视觉环境中,光污染又可以分三大类:一是室外光污染,来自建筑物外墙,典型的如玻璃幕墙;二是室内光污染,来自内装修、不良采光,典型的如歌舞厅;三是局部光污染,来自书本、纸张、电视、电脑等。

首先提出光污染的是国际天文界。专家估计,如果城市上空夜间发展亮度,每年以 30％的速度递增,会使天文台丧失正常的观测力,这已经成为困扰世界天文观测的一个难题。建于 1675 年的英国格林尼治天文台,近年来因光污染使天文望远镜贬值,面临着是否应该迁址的困扰。

光污染使人昼夜不分,打乱了正常的生物节律,使人晚上难以入睡,或失眠。根据德国一项社会调查,对于"人工白昼"的看法,有三分之二的人认为危害健康,84％的人反映影响睡眠,汽车司机害怕强烈的反射光。有报告,光污染对城市气候和环境、市内动植物生长都有一定的危害。

26. 国际上,从环境保护出发,对于照明和光污染有什么警告?

国际上将照明光污染分成三类,分别地做了如下的警告。

第一类,白亮污染。阳光照射强烈时,城市里建筑物的玻璃幕墙、釉面砖、磨光大理石和各种涂料等装饰反射光线,明晃白亮,炫眼夺目。专家研究发现,长时间在白色光亮环境下工作和生活的人,视网膜和虹膜都会受到不同程度的损害,视力急剧下降,白内障发病率高达 45%。还使人头昏心烦,甚至失去睡眠,食欲缺乏,情绪低落,全身乏力等,类似神经衰弱的症状。

第二类,人工白昼。夜幕降临,商场、酒店的强光束使夜晚如同白天一样,这就是所谓的人工白昼。它使生物难以入睡,扰乱人体正常的生物钟,导致白天工作效率低下。伤害鸟类和昆虫在夜间的正常繁殖。

第三类,彩光污染。舞厅、夜总会安装的彩色光源构成了彩光污染。根据测定,有的特制灯产生紫外线、激光。人若长期接受这种照射,可诱发流鼻血、脱齿、白内障,甚至导致白血病等癌症。彩光不仅使人眼花缭乱,出现恶心呕吐、失眠等症状,损伤眼、脑的生理功能,还会影响精神心理健康。

27. 从人体内环境来看,光污染有哪些危害?

从人体防护出发,应该警惕的"射线污染"包括可见光、紫外线、红外线、激光、X 线、同位素放射线、超短波、微波、射频线。如果射线以微量作用于人体,没有很大的伤害,医学上还利用它们作为物理治疗工具。但是,光污染危害对于松果体要比其他器官敏感得多。预防医学还没有宣布这样的事实(涉及法制程序)。因此,在无形之中,现代高科技带来的"光-射线污染"已经成为威胁松果体的隐患。

记得吗?有这样一些报道:一位探险者在雪域高原被强烈反射的日光射瞎了双目。医院警告,应用紫外线时要防止杀伤眼

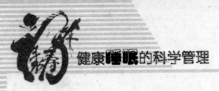
睛;电影"血疑"中少女被"钴放射"伤害,患了血癌……这些都是极端的例子。但值得注意的是,在日常生活中也有"光-射线污染"的经验教训:在没有实行 X 线隔离室设备以前,资深的放射科医生多有严重的"失眠症"和过敏症(由于长时间接触 X 线)。电影女主角在连续地贡献"惊暴"影片以后,向媒体申诉,她们在"白炽灯"、"人工小太阳"光照下,神经衰退、睡眠障碍、皮肤恶化……夜间在强光下长时间制图者,出现早衰、睡眠障碍。现代都市生活中,"光污染"正在日益增多。

值得庆幸的是,人体自身产生的褪黑素有可靠的"抗辐射"作用,又是松果体的"守护神"。褪黑素可称是"光污染环境"中人体的环保卫士。

二、舌下含化片实用问答

28. 舌下含化片(如睡眠康宁)与含片(如西瓜霜)有什么不同?

这是完全不同的两种剂型。

(1)含片是在舌上含化,目的在于清洁口腔,消除咽喉细菌,最后自胃肠道排除。

(2)舌下含化片是从舌根部黏膜吸收,经淋巴直接达到心脏,进入血液循环,它不应进入胃肠道。

29. 一般人服药都是习惯于用水送下,进入胃肠,睡眠康宁却要求舌下含化,不进入胃肠。这恐怕不容易做到吧?

首先要认识到舌下含化用药方法的必要性。"舌下速效含化"是一种非常重要的用药方法,心血管药物,如硝酸甘油、硝苯地平、速效救心丹都是必须在舌下含化才能达到速效进入心脏的目标。又例如,强力镇痛药双氢埃托啡,必须舌下含化才能迅速镇痛(镇痛效果百倍于吗啡),如果用水送下去,则没有一点镇痛作用。

(1)舌下含化的目的是使药物直接达到心脏,而不是经过胃肠道。一方面使药在 5 分钟内发生作用;一方面保持 100％ 药效作用,完成任务以后,最终在肝脏内分解。

(2)用水送下,吞服后,经食管入胃肠需要 1～3 小时,胃肠黏膜吸收后,第一站便是肝脏,药物尚未发生作用便在肝内分解,等于是浪费了,除非加大剂量使它超过肝脏的分解量。例如,维拉帕米本来是很好的心血管药,可以纠正心律失常,又可以控制高血压,静脉注射维拉帕米 5 毫克可以立即消除室上性心动过速,恢复正常心律。但是,如果口服维拉帕米就需要 40 毫克,每日 3 次(是 5 毫克的 24 倍)。又如,褪黑素口服需要 75 毫克才能保持 7 小时有效血浓度。

(3)睡眠康宁要求在舌下含化后药物立即进入淋巴,达到心脑。这条运行路线是模拟松果体的天然运行路线,符合仿生学原理。

30. 有些人拒绝用睡眠康宁是因为"舌下含化"太麻烦,掌握不了,怎么办?

这是人们认识中的一个误区。为什么感觉麻烦?是因为你已经习惯于口服药片。每当吃药的时候,随随便便地吞下去了。现在要你改换一种新的用药方法,新的程序,便使你感到不习惯,你还是想按照老办法,喝水吞药,省事呀!其实,多少年以前,你

245

第一次口服药的时候,也是非常困难的呀! 以后习惯成自然。每一位奶奶都会记得:你的孙儿开始吃药是非常困难的,大人要十分耐心地教他,把药片放在适当的部位,头放在适当的角度。然后,喝水吞服药片。现在,成年人要改变几十年习惯的用药方法,就需要重新学习,按照新的程序,学会与从前完全不同的方法,保证药片在舌下含化,100％自舌根部黏膜吸收。要下决心,花费工夫练习,方才能够很好地掌握。

31. 有的人一听说"舌下含化"就认为:"这还不容易? 将药片扔在舌头下面,一会儿药片就没了。"这样一来药片溶解在口水里,是不是进入心脏了?

这又是一个误区。药片如果不是用手指安放在舌系带两旁凹窝里,就会跑出来,引出满口唾液。这时,药又随着口水咽到食管里去了,这样一来就等于浪费了。我们的目的是要使药片与唾液固定在舌下,药片溶解随即吸收,进入淋巴,到达心脏。这时,必须做辅助呼吸动作,只有这样才能使药片随时溶解随时吸收,保证不会让口水吞咽到食管里。有一位心脏病病人讲了一个生动的例子:平时,偶有不适便在舌下含 1 片硝酸甘油,似乎有效。这次发生典型的心绞痛,一下子放了 4 片硝酸甘油,一点没效!吓得紧急去做心电图。诊断还是心绞痛。那么,硝酸甘油是心绞痛的特效药,为什么 4 片无效呢? 原因就是 4 片合起来引出满口唾液,自然地吞咽到食管里去了。所以要保证药物不被吞下,必须配合深呼吸动作。深呼吸是咽喉内食管与气道岔口的交通闸门,深呼吸时绝对不会吞咽,吞咽时绝不会呼吸。

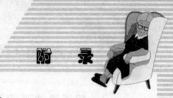

附 录

32. 如何才能正确地应用舌下含化法？

应用舌下含片要按照以下步骤:事先将含片分为两半,用小指伸入口腔将含片安放在舌根部,两个半片分别地卡在舌系带两旁的深窝里。将舌头放下来使舌尖舔在下牙上面。只有这样做,才能使含片位置固定,直到药片溶解。有义齿的人要戴着,因为义齿能保持正常口形,有义齿的老年人更容易安放含片。含化时采取平卧位,枕头放在颈部,头向后仰,下巴朝上。这样就可以将气管拉直,有利于口水自舌根黏膜吸收,进入气管两旁淋巴管道。等到含化 100% 吸收以后,可以取出义齿,也可以高枕无忧,也可以翻身侧卧。如果采取坐位,则将头放到沙发椅背,张口面对天花板。

33. 怎样知道含片开始溶解呢？如何确保含片溶解后不被吞咽进入食管呢？

溶解信号是出现一丝甜味(乳糖)。

含片开始溶解出现一丝甜味,这时应摆正体位(正位仰头),做腹式深呼吸(气沉丹田),共 50 次(5 分钟左右)。根据个人唾液量的不同,含片在 2~5 分钟内完全溶解,被舌下黏膜吸收。

34. 怎样知道药片完全溶解、完全吸收呢？

完全溶解的信号:自觉那个含片消失了;完全吸收的信号:自觉舌下唾液消失了。

35. 睡眠康宁的成分褪黑素真的能够在 5 分钟内完全溶解吸收吗？

是的。褪黑素能迅速地被黏膜吸收。科学家曾比喻说,褪黑素有进入细胞的特别通行证。

— 247 —

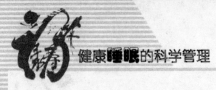
36. 褪黑素被吸收后到哪里去了？怎样知道褪黑素到达"睡眠中枢"？

褪黑素被舌下黏膜吸收以后，进入气管两旁的淋巴管道，再注入上腔静脉，到达心脏后，被泵入脑血管。

褪黑素到达"睡眠中枢"的信号是"打哈欠"。

37. 为什么要坚持深呼吸？

我们的口腔可以通往"食腔"，也可以通往"气腔"。如果要吞咽入"食腔"就要闭口不呼吸。如果不要吞咽，一定要张口做深呼吸。因为，深呼吸起到咽喉交通枢纽作用，阻止吞咽反射。此外，深呼吸又能加速淋巴的吸收和运送作用。要使含化溶解后达到唾液 100％吸收，辅助呼吸是关键性动作。我们汲取中医学养生功锻炼中的呼吸调节方法，即深、长、细、匀。请注意：鼻吸也好，口呼也好，都要大口张开。为什么一定要大口张开呢？因为"闭口"就会不知不觉地将口水吞咽下去。呼吸调节，又称为"调息"，具有多种效应：①使全身肌肉放松。②可以加快舌下黏膜吸收，同时加快淋巴的运行。③避免吞咽，并且确立含化法直达心脏的运行路线。④保证褪黑素 100％吸收。⑤调和气血，疏通经络，打通任脉与督脉循环小周天。从西医角度来说，可以增加泵入脑循环的血液。⑥达到含化的目的。褪黑素启动丘脑睡眠中枢，消除自由基，完成任务后，在肝内分解。

三、关于褪黑素的临床应用

38. 褪黑素与安眠药物究竟有什么不同？

褪黑素与安眠药的性质完全不同，作用也是完全不同，如附

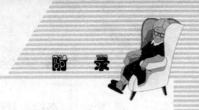

表1所示。

附表1　褪黑素与安眠药的区别

褪黑素	安眠药
人体自身的生命要素	非生理化学药物（人体异物）
使用需要符合生理条件	无条件使用
要求模拟自然睡眠环境	不要求模拟自然睡眠环境
要求晚 8~11 时上床后使用	随时随地都可以使用
触发睡眠起搏器	麻醉脑神经
无耐药性	有耐药性
无依赖性	有依赖性
无戒断反应	有戒断反应
无延迟效应	有延迟效应
无积蓄作用	有积蓄作用
无中毒问题	有急性中毒和慢性中毒

　　安眠药对于失眠的人来说，吸引力是极大的。在痛苦的深夜里，不能入睡的人们只要吞下一粒安眠药，大脑很快进入麻醉状态，一切苦恼和恐惧随之烟消云散，确实是当时即能解决问题，这是太容易啦。然而，切切忌讳长期服用安眠药。因为安眠药属于麻醉品，会产生一系列的弊端，介绍如下。

　　(1)耐药性：机体对安眠药产生抵抗反应，于是药效降低，影响了睡眠结构。有报告，除了氟基安定，其他的各种安眠药应用2周以上，几个方面即逐渐失效，而且减少了"熟睡相"。固然，立即停药以后，可以逐渐恢复，然而往往是向着相反的方向发展。在安眠药的吸引中，人们不是停药，而是加大剂量，或是多次用药，终于嗜药成瘾。

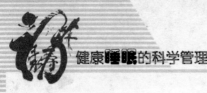

（2）依赖性：连续数月服用安眠药者，对它产生了生理依赖性和心理依赖性，并且常常遇到"戒断反应"问题。

（3）戒断反应：这是停药引起的兴奋、紧张、焦虑、头痛、肌痛、震颤，以及失眠加重（反跳性失眠），这也是一种慢性中毒的结果。对于有"安眠药依赖性"的人，不能生硬地戒药。要说服他们自愿住院，针对中毒程度进行治疗性戒药。

（4）延迟效应和积蓄作用：安眠药可以使人随时入睡，却不能使人随时清醒。因此，麻醉之后还需要用兴奋剂来催醒，否则便有精神不振、乏力、注意力涣散，以及逆行性遗忘等现象。固然，服用安眠药的人，一次剂量不会引起上述的延迟效应，但是，只要是连续地使用，稍久便有药物积蓄，此后延迟效应便发生了。

褪黑素是人体自身的产物，不是大脑麻醉药。它是作用于下视丘，启动睡眠起搏器，由睡眠中枢来组织生理睡眠。它使人甜蜜地入睡，醒来全身刷新，精力充沛。

在回答下列问题前，首先让我们做好名词的统一。问题中涉及3种褪黑素：自身褪黑素；体外补充褪黑素，其中包括口服制剂（褪黑素片剂或胶囊）和舌下含化片（睡眠康宁）。为了避免概念的混淆，将舌下含化褪黑素一律简称为睡眠康宁，自身褪黑素简称Mt。

39. 睡眠康宁只能在晚上21～23时入睡前含化，这是为什么？

要想应用褪黑素，必须遵循松果体夜间分泌褪黑素的血浓度曲线（简称Mt控制密码），按照正常的规律，21～23时应出现加速度褪黑素分泌，这样才能产生睡眠起搏作用。既然你不能入睡,就必须按照上述加速度曲线的时相来含化睡眠康宁。此外,还要注意晚 20 时你应该想到"日落而息"。一定要重视"睡前时间",要安排一个静谧的睡前时光,要核实明天的准备工作是否都做好。千万不要在上床入睡的那一刻又突然想起忘了这个、忘了那个,又爬起来,做这个、做那个。如果你的大脑兴奋起来,睡眠康宁是不能麻醉大脑的,那么原来的睡意便烟消云散了。

另一方面,如果你在 21～23 时已经睡着了,半夜醒来,不能再入睡,这种失眠属于"褪黑素中期不足",可以再含化 1 片睡眠康宁。但是,到了凌晨 4 时左右,不要再用睡眠康宁,因为那时已是褪黑素下降期了。

40. 舌下含化用药应采取哪种姿势? 平卧式还是平坐式?

这就要看你用药的时间了。一般说来,成年人入睡难是因为"前相褪黑素不足"或是"延迟睡眠综合征"。从这方面调整,就要在晚 21～23 时上床,平卧姿势,枕头放低,全身放松,正确含化,可以在 2～5 分钟之内自然入睡。有些老龄患者由于长期睡眠延迟到晚 24 时或更晚,一次用药不能纠正,就需要从晚 20～21 时分为 2～3 次含化睡眠康宁。那么,提前用药应采取和衣平坐姿势,盥洗后脱衣上床,采取平卧姿势。含化片 100% 吸收以后,可以随便翻身,去掉义齿,加高枕头。

41. 含化过程中睡眠康宁随着口水咽下去了,要紧不要紧?

胃肠道本身就产生褪黑素。所以不小心吃了下去,也没有坏处。只是含化失败了,睡眠康宁的神效失掉了。你需要重新再做一次,正确地含化睡眠康宁。

如果你坚持要求应用"口服法",就必须用大剂量褪黑素来抵

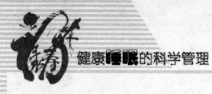

消"肝脏首次通过效应"。请注意,大剂量也有它们的安全限制,超过 75 毫克就不一定安全。

42. 我很容易入睡,还需要应用睡眠康宁吗?

如果你已经是 60 岁以上的老年人了,而且体重超标,那么你有可能存在以下问题。

(1)醒来仍然感觉全身乏力。试验一下,应用睡眠康宁以后,醒来精力充沛。

(2)入睡后梦多,而且往往是反复地做同样的梦,醒来感觉睡比不睡还要累,这也是生物钟紊乱的一种表现。用了睡眠康宁可以使你进入"熟睡状态",达到质量好的睡眠。

(3)肥胖往往是因为饮食热能过高,胃肠道产生的褪黑素明显地降低。到 60 岁以后,你的松果体褪黑素量很低。总的来说,你全身的褪黑素量是大大减低了,于是,体内自由基会造成祸害,所以,你更加需要补充褪黑素。

(4)你的夜间褪黑素分泌曲线上峰值虽然已经降低,但是褪黑素白昼基础量也低呀。可见,你的褪黑素分泌曲线仍然存在着一定的幅度和"上升加速度"。因此,你容易入睡,但是睡眠质量差(褪黑素产量低)。

43. 青年学生中很多有睡眠问题,能不能用睡眠康宁?

40 岁以前尽量不要用体外补充褪黑素的办法。因为,你的松果体褪黑素还不低。你要保护自身健康,就要让松果体产生自然生理睡眠,根本措施是建立良好的睡眠习惯。如滥用褪黑素,也可能造成自身产生褪黑素减少,导致"褪黑素前体-血清素"积累。血清素是神经递质,产生正常神经肌肉活动。然而,血清素失去平衡状态也会产生平滑肌痉挛,血清素突然上升,来不及从肾脏排泄,就会出现头痛或胃痛。另一方面,如果偶尔用一次褪黑素来纠正"时差反应"是可以的。注意,绝对不能把睡眠康宁当作安眠药使用。青年如果有严重的睡眠问题。应该到睡眠障碍门诊去检查一下病因。

44. 为什么睡眠康宁不能代替安眠药?

睡眠康宁的作用与安眠药是完全不同的,不能互相替代。关于这个问题,用药者必须清晰地了解睡眠康宁与安眠药物的区别:睡眠康宁的作用是通过"睡眠起搏器"来启动丘脑内睡眠中枢,进入自然的生理睡眠。所以,如果在晚上 21~22 时舌下含化睡眠康宁,可以自然地进入甜蜜的睡眠。尤其是要模拟大自然睡眠环境,做好睡前准备,停止一切干扰,卧室用窗帘遮光,夜间不点灯。只有这样,睡眠康宁的效果才能更好。然而,如果大脑一直兴奋到 24 时,这就不灵验了。有一位大妈每晚在看电视中间(21 时)舌下含化褪黑素,坐着便睡着了。醒来一看,电视节目已结束。但是,大妈每晚要等门,因为儿子是刑警大队的,晚饭后执行任务,大妈要等到儿子在 24 时以后回来。大妈说,儿子倒下睡了,她却彻夜不眠。

如果能够正确地使用睡眠康宁,一夜之间甜蜜睡眠,即使起夜,也不会糊涂,而且白天醒来,精力充沛。

安眠药的作用是麻醉大脑,用多了会有不良反应。有的人是习惯性服用安眠药,用量越来越大,出现安眠药物依赖性,而且醒来仍然会困倦不已(延续的麻醉现象)。安眠药中毒者,常跌倒摔得鼻青脸肿。

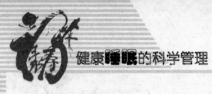
45. 睡眠康宁可以与安眠药物合用吗？

可以联合使用,睡眠康宁的作用与安眠药物截然不同。两者的使用方法也截然不同,两者不能互相代替。然而,如果有必要依靠双方的作用,可以联合使用睡眠康宁和任何一种安眠药物。方法如下:如果你已有多年使用安眠药物史,必然会存在对安眠药物的依赖性。现在开始应用睡眠康宁,并不能马上脱离安眠药物。因此,你首先应该调整睡眠习惯,使之合理化。晚 21 时盥洗完毕,舌下含化睡眠康宁,深大腹式呼吸 5 分钟后,自舌下黏膜吸收达到心脏,引入睡眠。如果仍然不能入睡,可吞服安眠药物。这样,联合使用可以加强睡眠效果,直到你不再为失眠而苦恼时,可以逐渐地减少安眠药用量(为了避免安眠药的"撤退反应",一定要从极小量逐渐地撤药)。在联合使用时,不要事先服用安眠药,以免大脑麻醉后,不能正确地应用舌下含化法而误吞睡眠康宁。如果你平时不用安眠药,今晚心里有事,平静不下来,只有加服安眠药,与睡眠康宁联合使用。前面已经叙述褪黑素对大脑没有麻醉作用,今晚你的大脑不能进入休息状态,大脑皮质过度兴奋,抑制了睡眠中枢,只有合并应用安眠药,去掉大脑的过度兴奋,方才能够释放出睡眠中枢的主动性生理睡眠过程(后者来自褪黑素作用)。

在合并应用时,应该是睡眠康宁在先,充分地吸收,打哈欠以后,再用水送服安眠药。

46. 生物钟紊乱的失眠,原来是人体自身主动产生的生理睡眠被剥夺了,应该如何治疗？

睡眠康宁的临床应用是恢复生理睡眠,保持人体内各种生理节律之间的同步关系。一方面要采取"生命要素的补充治疗",另一方面建立比较稳定而且合理的生活日程表。安排好一天的饮食、大便、小便、运动,更要纠正"睡前时间"和夜间入睡时间。健康的睡眠是人生一大乐事,如果你在半夜里醒来,起夜要保持在"暗相",卧床要保持温度适宜,全身放松,想一些遥远的人和事,融入幸福之中,重新入睡。注意防止以下的干扰因素。

(1)光波干扰,声波干扰。

(2)夜间胃痛、肠道胀痛、思便。

(3)夜间因感觉冷,或因肢体抽筋而醒来。

(4)夜间因感觉热,或因出汗而醒来。

(5)夜间因感觉胃痛,饥饿而醒来。

47. 我已过了 60 岁,从来都是"头粘枕头就入睡",还需要用睡眠康宁吗?

请你比较一下,现在的睡眠质量是不是比青年时期要差?睡眠时间是不是缩短了?是否有其他衰老现象?如更年期综合征、晶状体混浊、玻璃体混浊、视网膜萎缩、记忆力衰退、前列腺肥大、黑斑、褐斑、白斑、皮肤色素分布紊乱。这些都是说明需要应用睡眠康宁的指征。如果你到了 80 岁,就必然需要应用睡眠康宁。

48. 既然睡眠康宁有这样好的治疗效果,为什么不把它列为"药准字"批号呢?

1993 年"老化与癌症"世界会议(Stromboli),来自各国 50 位知名专家取得了共识:褪黑素是人类生命延长过程中最重要的一种成分。会议发表公报以后,当年,美国食品药品管理局(FDA)批准,人工合成褪黑素可以作为非处方药物以保健食品进入超

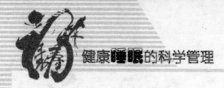

市。批件指出,褪黑素制剂是完全自然的夜间睡眠保健品。这样一来,就不存在药品专利权及知识产权的问题。于是新闻媒体一致赞美褪黑素制剂是世界上最便宜的抗衰老营养补充剂。人们称它是最便宜,又是最可靠,这是丝毫不过分的。如果不列为保健品,要求"药准字号"批件的话,还需要 25～35 年的临床三期批件。再等下去,我们这一代就享受不到褪黑素高科技产品了。况且,药物的投资与专利必然带来昂贵的药品价格。请消费者清醒地权衡这个问题吧!

49. 为什么说睡眠康宁是最可靠的?

(1)褪黑素作为生命要素,是身体的一部分,不会发生排异现象。

(2)舌下含化褪黑素,能 100％ 地得到它的效用:①它在油中极其容易溶解,又能溶解在水中,可以自黏膜完全吸收。②作用于细胞受体。③极其容易透过细胞膜,作用于亚细胞腔隙(线粒体)及细胞核。④舌下含化制剂不会发生口服制剂的"肝脏首次通过效应"问题。

(3)功效是举世无双的,能改善睡眠,保护视力和脑力,维持性分泌平衡及免疫功能平衡,预防癌症及衰老。

(4)只要正确使用,是绝对安全的。

50. 体外补充褪黑素的剂量应该是多少?

国际延寿基金会最早建议的使用剂量如下。

(1)60 岁以后延寿用剂量每晚为 3～9 毫克。

(2)抗癌用的剂量每日为 40～50 毫克。

此后,经过 3 年广泛使用,文献报告建议从最小剂量开始。

以改善睡眠为标准。此外，还要注意因人、因地、因时，适当地调整用量。建议使用剂量如下：①改善睡眠用量每晚为0.5～3毫克，消除自由基用量为1～5毫克。②旅行中克服时差效应使用剂量为登机时，先应用0.3～0.5毫克；飞行中改换了入睡时间，再应用1.5～2.5毫克。③配合癌症化疗用量每次为10～40毫克（与化疗药物及淋巴因子合用，或单独使用）。

51. 自由基是什么？褪黑素能与它对抗吗？

自由基是人体代谢的副产品，又称为氧化剂、活性氧。它是在细胞呼吸过程中由氧分子变成另外一种活跃的分子。它与氧分子相反，是破坏分子。所以说，自由基好比是从好人变坏的叛徒。自由基破坏细胞膜、细胞核，造成细胞凋亡或癌变。褪黑素不但可以直接清除自由基，它还可以协助细胞，调整细胞内的酶基因表达，从而间接地减少自由基的生成，增加自由基的代谢。

52. 在生长期代谢最旺盛，自由基的危害大吗？

生长期自由基产生多，但是人体对抗力量（褪黑素）也相应地增多，所以不成为问题。进入更年期以后，松果体褪黑素分泌减少，自由基得以长期地积累起来。积累的自由基导致脑萎缩，记忆力减退，甚至导致脑痴呆症、帕金森病。松果体本来是聚集自由基的净化池，一旦松果体的生产能力下降，净化池内不能彻底地清除自由基，反而积聚自由基。所以，松果体首当其冲成为自由基的受害者。松果体细胞受损后，褪黑素产量递减，自由基聚集更多，形成恶性循环。可见，50岁以前松果体处于良性循环，它能指挥生长、发育的作用；50岁以后，松果体处于恶性循环，它能致人体衰老。

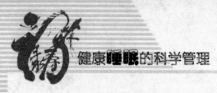
53. 褪黑素是激素，体外补充褪黑素安全吗？

褪黑素制剂是已知毒性最小的物质。志愿者服用剂量高达6克（口服用量的600～3 000倍），在严密监护下没有毒性现象。

1995年报告，各地畅销期间，没有出现不良反应的申诉。

荷兰做了长达4年的加强临床试验，以每日75毫克的褪黑素制剂给1 400名妇女服用，无不良反应。

试验中，唯一的1例申诉是大剂量产生不良反应为打瞌睡，以及对事物的反应较慢。

54. 长期的每晚服用睡眠康宁会不会发生依赖性？

睡眠康宁的主要成分褪黑素，是一切有生命的细胞内必须含有的生命要素，它是一种微量信使——激素。如果正确地使用它，缺多少补充多少，就会发挥它的生理作用。如果停止使用它，只是不能得到它的生理作用，但不会发生其他不良反应或反作用。而且间歇地使用，睡眠质量改善会更加明显。

松果体是人体自动化体系的更高一级统帅。要知道褪黑素固然是松果体分泌的激素，但是松果体激素不同于一般的内分泌激素。

我们记得自从激素治疗药物上市以来，曾经出现一系列滥用激素的弊端。例如，普通的泼尼松是一种肾上腺皮质激素。开始服用时，可以产生立竿见影的效果，但是长期服用泼尼松会产生多方面的不良反应，尤其是导致自身的肾上腺皮质和胸腺萎缩（医学上称之为负性反馈作用）。因此，我们必须在医生指导下应用激素治疗。松果体属于神经内分泌器官，是位于脑下垂体之上的"高级控制枢纽"，与内分泌系统终端器官截然不同。褪黑素没有一般激素的不良反应,它是从更高层次调节内分泌失衡。例如,给大白鼠每日0.01～0.4毫克地塞米松,可以引起体重减轻、肾上腺及胸腺萎缩。另外一组大白鼠给予地塞米松之外,又注射褪黑素1毫克则不出现上述的萎缩现象。

褪黑素自1993年首先在美国上市以来,已有不少人用来消除旅行中高速飞行引起的时差效应,临时服用一次可以调整生物钟的昼夜节律。当然,如果是在60岁以前,服用褪黑素应特别慎重;60岁以后,一般都有褪黑素分泌不足,服用睡眠康宁就起到补充褪黑素的作用。缺多少就补充多少。如果停用睡眠康宁,便没有补充褪黑素的生理效应。停用以后,没有反跳作用。间歇几天,再应用睡眠康宁则更能体会其改善睡眠的作用。

55. 60岁以后是不是每个人都需要补充褪黑素?为什么?

按照现代人的生活方式,都是在晚22时以后入睡。多数人睡得更晚。到了60岁以后的退休阶段,可以在晚20时以后安排休闲生活了。即使偶然"打夜工",第二天就可以调整补充睡眠。有了稳定的生活日程,才有可能实施褪黑素的补充方案。补充褪黑素的前提是,由于几十年来在晚间灯光照射下,松果体在20～24时接受灯光抑制作用,分泌褪黑素的时间推迟。长此以往,松果体有了不同程度的退化。60岁以后,松果体内褪黑素减少会导致脑血管内自由基的积累,加速发生脑萎缩。为了延缓衰老,达到健康长寿,补充褪黑素是世界公认的"最便宜又是最可靠"的方法。

56. 40～50岁的人可否补充褪黑素?

答:40岁以后的人,首先应该千方百计地保护自己的生物钟。

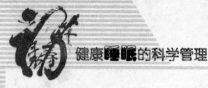

因为如果保护好了，可以避免松果体分泌的快速下降。过去认为40岁以后，人人都是"走下坡路了"，其实这是一种认识误区。按照人类的自然寿命，60岁是中年，80岁是更年。现代人都是"早衰"了。作者写这本书的目的，首先是让读者明白如何保护自己的生物钟。

有一部分人在40岁以后，由于"压力综合征"而处于严重的睡眠障碍，或是处于安眠药物依赖，情况已经严重到"快要垮掉了"。对于这类患者，我们只能警告他马上采取措施。一方面要去睡眠障碍门诊做检查，一方面要设法暂时脱离工作，或是把握住自己的双休日。例如，在星期六向家人及工作单位说明，本人需要好好地睡一大觉。这一晚不接电话，不接手机，锁上房门，备好夜壶，拉上窗帘，去掉一切干扰，上床含化睡眠康宁1.5毫克（如果你已经习惯于应用安眠药，则现在还需要联合使用）。这样，你可以甜蜜地睡10～12小时，醒来全身清爽。万一你在舌下含化睡眠康宁1.5毫克以后，仍然不能入睡，30分钟后可以再一次含化1.5毫克。

57. 补充褪黑素是不是有一个"掌握时机"的问题？请解释一下"最佳时机"？

你的问题意味深长。人类的早衰，在过去认为是"无奈的必然"，现在生物钟学说已经指明，褪黑素是逆转衰老时钟的一把钥匙。那么，一系列的问题出现了：人类在什么年龄开始早衰？如何判断你已经开始早衰了？

从理论上推测，松果体产生褪黑素数量不足，导致自由基日益积累。自由基对松果体的侵害，带来松果体产生下降的恶性循环。开始是松果体功能紊乱，以后则是松果体器质性萎缩、钙化。那么，防止早衰的最佳时机是在松果体的功能紊乱期。松果体功能紊乱的直接判断指标，便是睡眠节律的紊乱。预防措施首先是调整睡眠节律，安排好每天工作日程。一般来说，白天工作劳累，晚上按时入睡是没有问题的。在此基础上，按时上床，必要时从最小剂量加用睡眠康宁。问题是，调整后，保持睡眠节律需要持之以恒。必须对于松果体功能有清楚的认识，自觉地保护松果体。要想真正做到这些，只能靠自己，这确实很难。在现实生活中，怎么可能保持原始人的生活日程？人们总是要有所成就，在拼搏中将生死置之度外。那么，你只有认可松果体的提前衰老，等到你退了下来，再做补救。俗话说，亡羊补牢犹未晚。那么，"退下来"也是最佳时机。总之，恢复生理睡眠是一套系统工程，绝不是依靠一两片药就能解决的问题。

58. 请问补充褪黑素的"最佳时间"？

夜间褪黑素的生理节律是，晚间 20 时开始缓慢地上升，22 时加速度上升，24 时达到一定的幅度，方才产生"熟睡相"。睡眠质量差往往是因为夜间褪黑素幅度降低。补充外源性褪黑素的目的是提高褪黑素幅度或提升"加速度"。所以，最佳时间是晚 21～22 时。

59. 我老伴白天黑夜都在打瞌睡，晚上一边看电视，一边打瞌睡，上床睡觉以后我要几次叫他才肯起床；睡眠康宁能治疗这种毛病吗？

白天打瞌睡是因为夜间睡眠质量差。所以，表面看起来你老伴是"多眠"，实际上也是一种睡眠障碍。你要同情他，和他谈心，

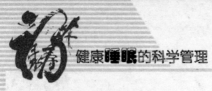

了解他夜间的痛苦。有些人夜间虽然在睡,却没有进入"熟睡时相"。有些人因为夜间噩梦,造成恐惧心理。越是黑,越是怕。早上就不怕了,没有恐惧就睡着了。有些人是因为前列腺肥大,夜间尿频,不能睡好。有些人是肾功能低下,白昼肾排泄量少,夜间代偿性多尿。针对这些问题,睡眠康宁都有改善作用。因为睡眠康宁能促发脑内啡肽作用,给人以欣快感,产生好梦。它能增加"熟睡时相",预防和治疗前列腺肥大(与非那雄胺有同样的作用)。

60. 你们介绍褪黑素说它是天然的睡眠物质,是怎样提取的?

褪黑素是人体自身产生的睡眠物质,又是生命必需的要素。1993年公布的一项惊人的突破,就是证明人体缺乏褪黑素时,可以补充外源性褪黑素。外源性褪黑素是按照褪黑素的天然化学结构式,以生产线设备,将必需氨基酸色氨酸或是相关原料制造成褪黑素。这样可以大批量生产出纯粹的褪黑素。最初,曾经尝试过制造生物制剂,从牛松果体提取褪黑素。这种生物制剂早已被废除了,因为可能携带病毒(疯牛病),其中蛋白质又会引起过敏反应,甚至发生全身性剥脱性皮炎。

61. 松果体是神经内分泌调节的高级统帅。然而,它的要素却命名为"褪黑素"。这是为什么呢?

褪黑素的命名者是皮肤病学家 Lerner。他在 1953 年从 2 万头牛松果体中提取要素,将提纯的要素送交化学所,请他们分析要素的化学结构式。回到实验室,他无意中将提取瓶用蒸馏水涮洗后倒在蛙池内。后来发现,青蛙皮肤上的黑斑完全褪色了,变成"水晶青蛙"。当时,松果体对于 Lerner 来说还是一个谜,他只是看到松果体要素对皮肤的作用很鲜明。况且,1917年动物学报记载,已经有两位医生寻找治疗白癜风的办法,将牛松果体碾碎倒在蝌蚪饲养缸内,半小时后,蝌蚪皮肤透明,内脏清晰可见。1958年,Lerner和Case发表文章,介绍松果体要素的化学结构式测定所见,并且提议,"松果体内提取物使'黑色素细胞'褪色,故命名为褪黑素"。当时并不清楚松果体的其他生理作用。以后又经过了30年,科学界方才揭示了松果体褪黑素的奥秘。

62. 补充褪黑素对于女性的月经有没有影响?

在健康的育龄女性中观察3个月,应用褪黑素剂量从12毫克递增,最大剂量300毫克。可见卵巢促卵泡激素(FSH)、黄体生成素(LH)、雌二醇(E_2)都有剂量依赖的抑制现象,优势卵泡发育明显受阻(避孕效应)。正因为如此,睡眠康宁的"不适应人群"包括育龄及哺乳妇女。在50岁以后,应用最小剂量是没有问题的。在60岁以后,卵巢已经萎缩就更加不成问题。此外,睡眠康宁从高级神经内分泌器官调整肾上腺皮质功能,提高性激素水平,改善性功能。

四、关于睡眠规律

63. 怎样才是"睡眠质量好"? 怎样才是"睡眠质量差"?

每个人都曾有过儿童时期的睡眠,回想一下,白天消耗,晚上头脑困倦,全身酸懒,倒下就能进入甜蜜的睡乡。睡眠是脑力消耗后的复原过程,是消除代谢产物(尤其是消除自由基)的过程。一觉醒来,天已大亮,耳中传来小鸟的唧唧喳喳声。爬起来伸个懒腰,立即感到全身清爽,精力充沛。这就是"睡眠质量好"的

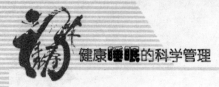

范例。

在人们进入衰老的过程，就会发生"睡眠质量差"的问题。晚间难以入睡，推迟上床，夜间频起频尿，多梦或似睡非睡，3～4时醒来不能再睡，起来全身酸懒，白日思睡，昼夜颠倒。也有一部分中年人发生了"疲劳综合征"，晚间"睡眠质量差"，白日则疲劳衰弱，提不起精神。

资料显示，在一家精神病院中测定各种精神病人夜间褪黑素血浓度，其中老年抑郁症患者的夜间褪黑素血浓度明显降低，或几乎为零。其他精神病患者没有一致的规律。老年抑郁症的诊断根据是：老年失眠，失去信心，失去原有的兴趣，有自杀倾向。

64."睡眠质量差"是不是等于失眠症？

错了，两者之间不能划等号。"睡眠质量差"一方面是夜间没有很好地入睡，一方面有白天多眠现象。老年人在白天随时都会打盹，实际上是夜间没有真正睡好。因此，多眠也是睡眠障碍的一个重要表现。睡眠疾病有多种多样，现简单地举例如下。

（1）生物钟衰退：松果体不能正常地产生褪黑素来启动睡眠中枢（位于侧丘脑）。

（2）时差反应：洲际高速飞行跨越时区时进入12小时的时差，这时生物钟的昼夜周期不能适应新的时间表，必然发生"清醒相-睡眠相紊乱"。

（3）大脑皮质兴奋-抑制失调导致失眠症：多数起始于中青年，由于精神压力过大，只有使用安眠药才能入睡。久而久之，对安眠药发生依赖性。

（4）睡眠疾病：病毒侵入中脑睡眠中枢，白天或坐或立都会随

264

时入睡,同时有肥胖(脑能量代谢障碍)。

(5)睡眠呼吸障碍:脂肪过多,口腔内悬雍垂松弛下垂,因而阻塞呼吸通道,出现打鼾笛音,并且导致脑缺氧。

(6)心理行为异常:出现睡眠异常。

(7)精神病:出现睡眠异常。

65. 有的人反映,睡眠康宁有效,但是不能连续地使用,怎么办?

可以间断地使用睡眠康宁。这样,暂时停药,再应用时效果会更明显。睡眠康宁可以放在床头桌上备用。一旦半夜里睡不着,就摸一片含化,无须开灯起床。但是,请注意不要在凌晨4时以后再用睡眠康宁。

联合用药有的人采取3种安眠药物交替使用的方案,轮换地使用艾司唑仑(舒乐安定)、咪达唑仑(多美康)、唑吡坦(思诺思)。这样,就能长期地解决睡眠问题。

66. 我有早衰症状,睡眠不好,如果使用睡眠康宁,需要多长时间才能恢复生理睡眠?

你能认识到应用睡眠康宁是为了恢复生理睡眠,这很重要。也就是说,睡眠康宁的作用是治本而不是治标。那么,就需要坚持一段时间,至少3个月。当你第一次含化睡眠康宁时,当晚立竿见影地睡一个好觉。但是如果要使你自身能恢复生理睡眠,就需要等待机体内调整,经过一个恢复阶段。人和人之间有很大差别。有一位50多岁的发明家,经过心脏瓣膜置换手术,有严重失眠,为了避免安眠药的弊端,他决定改用褪黑素。坚持2年以后,他可以脱离一切药物,在工作疲劳后自然地进入睡眠。不过,高

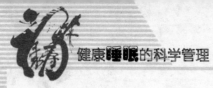

龄老人往往需要长期地应用下去。作者本人就是连续地应用舌下含化褪黑素 7 年之久，没有任何不良反应，却是能够实实在在地逆转了衰老时钟。

67. 我上床闭上眼睛总是要胡思乱想，摆脱不了，怎么办？

的确，在过度睡眠似睡非睡之中，人的思维处于失控状态。黑夜里往往"钻牛角尖"、"走死胡同"。白天可以想通的事情，夜里就是想不通；白天可以原谅的事情，夜里就是不能原谅。这样，理不清是非，越想越糊涂。所以，一定要在白日里把思想整理清楚。晚 20 时以后，做好睡前准备，安排一个静谧的睡前时光，避免看恐怖电影。上床以后，不再想事情。舌下含化睡眠康宁，思想集中在做好每一个步骤，在深呼吸中全身放松，就会自然而然地入睡了。

68. 我一看天黑了就发愁，总是担心能不能入睡，越是发愁，越是睡不着，怎么办？

这是因为你对睡眠失去了信心。认为自己的机器坏了，不会睡觉了。其实，你自己的睡眠时钟仍然存在，只是缺少褪黑素来启动。只要能够调理好，仍然可以正常地运行。所以，建立起睡眠的信心是十分必要的，请你回想一下，在你幼年时，哪里会为"睡不着"而发愁？回忆带你进入童年：在酷热的夏天，因为怕蚊虫侵袭，大人不让开灯，小孩早早地躲进蚊帐。在帐子里，小耳朵却是不闲着，听听树上还有蝉在叫。再听听，庭院角落里蟋蟀在唱歌，听着听着，忽然隔壁人家的蟋蟀王"大金钟"惊人的一鸣，又来高歌一曲。一堵墙的两边，蟋蟀一个一个地唱了起来……在幼年的心灵中，仲夏夜之梦真是美极了。不知不觉地，在幸福欣快

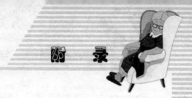

的感觉中睡去了。

69. 我老伴每天夜里好几次开灯看钟点,心急气躁地计算睡了多少时间,是不是一种病呀?

这是一种强迫观念,也是一种焦虑状态,也可能是一种抑郁症表现。对待这样的问题,一定要有亲近的人十分耐心地帮助他,要设法使他能够入睡。要有亲人来代替他看表(夜光表),不要开灯。如果不开灯,又不愿打扰亲人,他可能就在黑夜中慢慢地入睡了。

一般人入睡时间是在 30 分钟以内,然后进入浅睡的过渡。不少人在过渡阶段总是以为自己还未入睡。你老伴可能是入睡时间延长,也可能已经进入浅睡过渡,却自以为没睡。只要放松,听其自然,慢慢地度过 1～2 小时,便能进入深睡了。越是开灯,越是斤斤计较时间,越是兴奋,就越放松不下来。半夜里醒来,同样地要帮助他重新入睡。人老了,不要计较入睡时间和睡了多久,最好是顺其自然。

消除焦虑,安抚心态,固然可以用一些药物,但是更重要的是心理治疗、生理治疗(睡眠康宁保健),你们俩最好学习一下睡眠是怎样构成的。

70. 睡眠是怎样构成的?

睡眠的构成有"慢速动眼状态"和"快速动眼状态",这两种状态交替构成 3～6 个周期。一般来说,老年人的周期次数较年轻人为少,每个周期为 90～100 分钟。随着周期的增加,慢速动眼状态的深睡相逐次缩短,甚至消失,而快速动眼状态逐次延长。比如说,第一周期仅有 1～2 分钟,到了末次周期可长达 30 分钟。

这时梦多,接着醒来。睡眠构成分为以下阶段。

第一周期:入睡时间(10～30 分钟)

慢速动眼状态(浅睡→中度睡眠→深睡)
快速动眼睡眠的潜伏期(正常 70～90 分钟) $- - \rightarrow$ 快速动眼状态
1～2 分钟

第二周期:

浅睡→中度睡眠→深睡
时相缩短 $- - \rightarrow$ 快速动眼状态
时相延长

第三周期及以后:

浅睡→中度睡眠-深睡
时相缩短 $- - \rightarrow$ 快速动眼状态
逐渐延长到≥30 分钟

各个睡眠状态在一夜睡眠中所占比例不同。一般来说,正常"慢速动眼状态"占 75％～80％,"快速动眼状态"占 20％～25％。深睡相随年龄的增长而减少,浅睡相则逐渐增多,这类趋势一直保持到老年。到了 75 岁,深睡相可以完全消失。

附表 2　不同年龄各期睡眠所占比例

睡　眠　期	少　年	青　年	老　年
睡眠总时间(分钟)	501±	433±	393±
慢速动眼相(％)			
浅睡(1 期)	8±	5±	14±
浅睡(2 期)	46±	54±	60±
浅睡(3～4 期)	24±	17±	7±
快速动眼相(％)	22±	24±	20±

注:正负号(±)为变异系数

71. 睡眠与记忆有什么关系?

哈佛大学医学院心理学家司提克格德的研究证明,为了接受信息、不断地记忆，"深睡相"与"半睡相"二者交替是必要的。各学院的研究人员都证明了"半睡相"（快速动眼睡眠）对于学习过程显然是十分重要的。"半睡相"也就是多梦的睡眠。

司提克格德的试验表明，人的记忆有两个不同的阶段："熟睡相"阶段，海马将记忆从储存器内调了出来；"半睡相"阶段，大脑皮质借助自己的信息源对这些传来的信息做出答复。然后，双方协调各种记忆信息……可见，大脑的信息储存（记忆）是在睡眠的主动性活动中巩固的。

北京健康泉科技有限公司
简　介

北京健康泉科技有限公司是 2003 年由我国多位著名专家、学者创建的一家研究开发医药健康产品的高新技术企业，是一家拥有北京大学医学部（原北京医科大学）、军事医学科学院、解放军 301 医院多位研究员、教授组成的研发团队。

公司自主研发、生产的睡眠康宁含片，是目前国内唯一经过卫生部批准的用于改善睡眠的舌下含化片产品，它依据仿生学原理，模拟人脑部睡眠因子美洛托宁（melotonin）在体内的运行途径，具有用量小、靶向强、见效快的特点，睡眠康宁含片突破了传统的通过抑制、麻醉使人入睡机理，而是调节生物时钟，恢复自然睡眠的节律，启动人体本身自有而完备的自修复系统，使失眠障碍者逐步回归自然节律的睡眠。自上市以来有数十万消费者受益，2006 年 7 月，产品通过香港口岸出口到东南亚各国。

北京健康泉科技有限公司（www.jiankangquan.com.cn）精进向上的原动力，就是提升人们的生活质量、延缓衰老进程，让更多的人生活得更健康、更有尊严、更幸福！

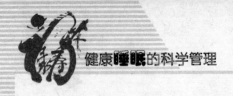

附录二　阿森斯失眠量表

阿森斯（Athens）失眠量表（AIS）用于记录您对遇到过的睡眠障碍的自我评估。对于以下列出的问题，如果在过去1个月内每周至少发生3次，就圈上相应的自我评估结果。

入睡（关灯后到睡着的时间）是否有延迟的现象？

0.没问题　1.轻微延迟　2.显著延迟　3.延迟严重或没有睡觉

夜间苏醒对您是否有影响？

0.没问题　1.轻微影响　2.显著影响　3.严重影响或没有睡觉

是否比期望的时间早醒？

0.没问题　1.轻微提早　2.显著提早　3.严重提早或没有睡觉

总睡眠时间怎样？

0.足够　1.轻微不足　2.显著不足　3.严重不足或没有睡觉

总睡眠质量（无论睡多长）怎样？

0.满意　1.轻微不满　2.显著不满　3.严重不满或没有睡觉

白天情绪怎样？

0.正常　1.轻微低落　2.显著低落　3.严重低落

白天身体功能（体力精神，如记忆力、认知和注意力等）怎样？

0.足够　1.轻微影响　2.显著影响　3.严重影响

白天是否嗜睡？

0.无嗜睡　1.轻微嗜睡　2.显著嗜睡　3.严重嗜睡